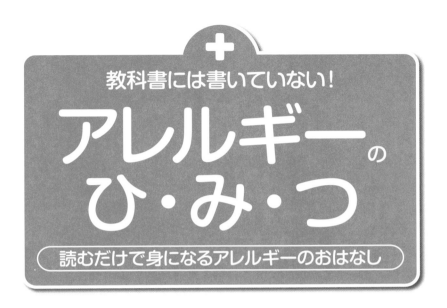

教科書には書いていない！

アレルギーの ひ・み・つ

読むだけで身になるアレルギーのおはなし

鈴木慎太郎／能條眞 著　雑賀智也 編

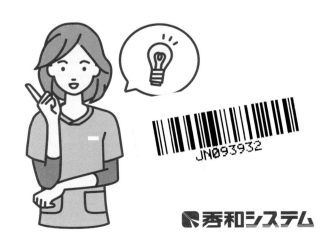

秀和システム

ようこそアレルギー"雑"学の世界へ！

　がんや生活習慣病と並んで、いまや国民病の1つとして挙げられるアレルギー。花粉症やアトピー性皮膚炎といった聞きなじみのある疾患なだけに、名前は知っているけれど、病気の詳しいメカニズムまでは説明できない……なんていう人も意外と多いのではないでしょうか。アレルギーは研究が進んでいるようでいて、いまだに完治させることができない病態です。近年では、分子生物学の発達に伴い、アレルギーの増悪（悪化）に関与する炎症細胞やメディエーター（化学伝達物質）、遺伝子などが次々に判明し、そのすべてを何も見ずにスラスラ言うことは専門医であっても容易ではありません。アレルギーのやっかいな点は、全身の臓器を侵す病態でもあることです。そのため、内科だけでなく、小児科、皮膚科、耳鼻咽喉科、眼科、救急診療など、様々な診療科や多職種で1人の患者に向き合う必要があります。欧米にはアレルギー専門医（Allergist）と呼ばれるオールラウンダーが存在しますが、日本では基盤となる臓器別専門医の2階建て部分（サブスペシャリティ領域）という位置づけです。そのため、1人の医師単独のワンストップですべてのアレルギー診療を完結できる環境にはなっていません。

　つまりアレルギー学は、縦にも横にも深く広い学問であり、アレルギー診療に携わる医療従事者は、様々な引き出しを準備しておく必要があります。例えば、私は成人の食物アレルギーを専門にしていますが、幼小児の食物アレルギーのこと、併存することの多い喘息やアトピー性皮膚炎のこと、主要な食物アレルギーの要因である花粉症のこと、消化器内科や食中毒のこと、食品加工業界・飲食業界・水産関係その他「食のプロ」のこと……などなど、守備範囲をできるだけ広

くするべく、常にアンテナを張っておくようにしています。医学とはかけ離れた俗っぽい話も、患者さんとの会話の中で披露しています。人と人との関係で成り立つ仕事である以上、医療従事者の話に患者さんが関心を持ってくれないと先に進めないことも多いのです。アレルギーで困っているにもかかわらず、患者さん自身がアレルギー対応に真面目に向き合っていないケースもときおり経験します。その場合、患者さんが罹患しているアレルギー疾患に関係する雑談から糸口を見いだすように心がけています。「ダイオウグソクムシって食べられるの知ってます？」とか、「ペットのイヌにも食物アレルギーがあるんですよね」とか。本書では、アレルギー患者と日々向き合う中で、円滑な診療の"武器・装備"となる雑学を多数取り揃えてみました。アレルギー版「トリビアの泉」とでもいいましょうか——手前みそですが、とても楽しくアレルギーを勉強できる本になったと感じています。

　トリビア (trivia) とは本来、無駄な知識 (＝雑学) を意味する言葉であり、最近の医学書によく用いられるティップス (tips)「意外と知られていないけれども仕事や生活に役に立つ」とはニュアンスが異なります。ティップスは知識であり、ときに学術情報です。
　一方のトリビアは、ラテン語で「3つの道が集まる場所≒広場」の意味から派生し、古代ローマには広場がたくさんあったことから「ありふれたもの (場所)」➡「当たり前すぎてどうでもいいこと」と意味が転じていきました。
　本書では、「どうでもいいかもしれない」けれど、アレルギーを診療する者にとって「当然知っておくべき、常識的な物事」を大真面目に取り上げています。そして、どこの章、どこの節から読み始めても入り込みやすい構成としています。読み進めるごとに、心の中で「へえ〜」、「そうだったんだ〜」と相槌を打ってもらえれば幸いです。

本書を読み始めるにあたり、禅問答のような最初の雑学を1つ。

　——多くの人は常に化学物質を悪者扱いするが、アレルギーの誘因の多くは化学物質ではなく天然素材 (オーガニック) なのだ。

　当たり前すぎて認識できていないことは、身の回りにあふれています。ようこそアレルギー"雑"学の世界へ！　本書をきっかけにして、アレルギー学にどっぷりつかってもらえる我々の同志が1人でも増えることを祈っています。

2022年、秋の夜長に
鈴木慎太郎

●参考文献
・Peterson, James A. Ph.D., FACSM. 10 Useful Facts to Know About Allergies. *ACSM's Health & Fitness Journal.* January/February 2016 - Volume 20 - Issue 1 - p 51.

教科書には書いていない！
アレルギーのひ・み・つ

第3章　アレルギーの社会学

第4章　意外？　有名人のアレルギー

第5章　まだまだある！　アレルギー界隈の豆知識

第 **1** 章

誰かに話したくなる
アレルギーの話

食物アレルギーは現代病？ 昔はなかった、それ本当？

（著：鈴木）

◆食べ物で人が死ぬ

　成人の食物アレルギーを専門としている筆者（鈴木）はまだ16歳♪……いえいえ、いま46歳のおじさんなのですが、幼稚園児や小学生の頃、食物アレルギーの子は周囲にいまほどはいなかったような気がします。しかし、鮮明に覚えているのが、小学生のときに同級生の1人が、急激なアレルギー反応であるアナフィラキシーショックと喘息発作で急死してしまったことです。当時の子供の知識では、アレルギーで人の命が奪われるなんて想像もつかなかったのです。その同級生は、アドレナリン注射液の使用をためらっていて、息を引きとってしまったと聞いています。アレルギーの恐ろしさに対する原体験です。当時は小学生で、「アレルギーってなんだ？　怪獣みたいな名前の病気だな」くらいにしか思いませんでした。しかし、「昨日まで元気だった同級生の命を奪うなんて、怖い病気なんだな」という気持ちが徐々に強くなったのです。

　2012年に調布市で生じた牛乳アレルギー児アナフィラキシーショック死の事案も、携帯していたアドレナリン自己注射薬であるエピペンをためらわずに発症直後に使用していたら、経過が変わっていたかもしれないといわれています。同案件の報告書を見ると、牛乳アレルギーのある児自身も担当教員も、その日の給食で出た「チーズ入りチヂミ」に相当な注意を払っていました。しかし、余りが生じたことが悲劇の引き金になってしまいました。「お代わり」した余り分は除去対応の給食ではなかったのです。本事件は食物アレルギーを診療する立場の医師、医療関係者にも大きな衝撃を与えました。このような事故を生じないようにするため、アレルギー科医は多職種の教育にも努めています。

　ヒトの血となり肉となる栄養の源である食物がアレルゲンとなり、楽しいはずの給食の時間が悲惨な現場になってしまう——こんな不幸な非日常をもたらす食物アレルギーは、いつから人の世で跋扈し始めたのでしょうか？

◆ One man's meat might be another man's bitter poison.

　見出しに掲げた言葉を聞いたことがあるでしょうか？　英訳にはいくつかのバリエーションがありますが、原文のラテン語「*Ut quod ali cibus est aliis fuat acre venenum*」は「甲の肉は乙の毒」などと訳されます。このフレーズはまさに食物アレルギーを体現したものとして考えられており、「本来は栄養素となるべき食物が、感作の成立した人にとってはアレルゲンになり得ること、アレルギー症状を誘発すること」を非常に簡潔に表現しています。この言葉の主は共和政ローマの哲学者・詩人のルクレティウス（紀元前99年頃〜紀元前55年）です。いまから2000年以上も前にルクレティウスが食物アレルギーを示唆する発言をしていたことから、当時も食物アレルギーに相当する症状に苦しむ人がいたと推察されます。医学が発達した現代でさえ、食事中に卒倒する人を目の前にしたら、多くの人は驚愕し、咄嗟に救護することはかなわないでしょう。上述のフレーズに「毒」（venenum、poison）という言葉が用いられていることから、当然ながら治療技術が未発達なローマ時代には、アナフィラキシーショックを生じてそのまま命を落とす人も、少なからずいたものと想像されます。

　火山の噴火で町全体が灰に埋もれたポンペイの遺跡では、ワインバルやピザレストランまで発見されており、ローマ時代の食文化は現代にひけをとらないくらい盛んであったことでしょう。当時の世界帝国であったローマには、世界中から様々な食材が流入していたはずです。すでに美食という考えが発達していて、エスカルゴ（カタツ

ムリ）やフォアグラ（人工的に太らせたガチョウの肝臓）から、クジャク、白鳥、フラミンゴ（！）、キリン(!!!)まで口にしていた記録が残っています。富裕層の中には、招待客を驚かせるため、アフリカから取り寄せたゾウを丸焼きにし、その中に生きた小鳥を入れて、ゾウのお腹を切り開くと飛んで出てくる、といった悪趣味な調理パフォーマンスを楽しむ者もいたそうです。

　ちなみに、「甲の肉は乙の毒」と述べたルクレティウスの代表的な著作『物の本質について』は、中世の欧州で再発見され、ルネサンス以後の生命科学や原子論に非常に大きな影響を与えたとされます。アレルギーやアナフィラキシーという病態が発見されたのは1900年代初頭ですから、生命科学が十分に発達していなかった中で、食事中や食後に倒れた人を観察し、起こった出来事を体系化しようとした試みには舌を巻かされます（そしてローマの驚嘆すべき食文化にも！）。

▼ティトゥス・ルクレティウス・カルス

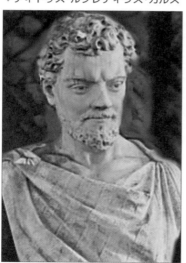

共和政ローマ期の詩人・哲学者。

▼『物の本質について』

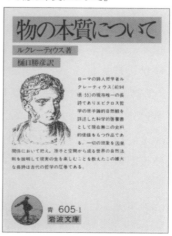

ルクレティウスの代表的著作。
岩波書店より邦訳版が発行されています。

◆ 発作性の激しい息

　話は食物アレルギーからそれますが、食物アレルギーに併発することの多い代表的なアレルギー疾患「喘息」の歴史について少し述べます。ルクレティウスの時代からさらに遡って紀元前5世紀頃のギリシャに、「医学の父」と評されるヒポクラテス（紀元前460年頃～紀元前370年頃）がいました。シャーマンや呪術師が跋扈していた当時の医療に「科学に基づいた医学的見地」という新風を吹き込み、現代にまで通じる「医療倫理」の考え方をすでに持っていたとされるヒポクラテス。弟子たちによって編纂された『ヒポクラテス全集』にある宣誓文は、"ヒポクラテスの誓い"として、現代の医学生が医学を学ぶ際に尊ぶべき職業理念となっています。ヒポクラテスは喘息に関する著述を残していますが、古代ギリシャでは喘息のことを「激しい息」（ᾱσθμα）と表現していました。古代ギリシャの叙述詩にも同様の記載があり、代表的なアレルギー疾患である喘息ははるか昔から存在していたことがわかります。

▼ヒポクラテス

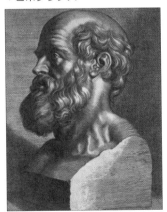

「医学の父」と評される古代ギリシャ
の医師。

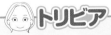

ヒポクラテスの誓い

　ヒポクラテス全集には、医師の職業倫理の宣誓文「ヒポクラテスの誓い」が記されています。この宣誓文では、医師の職業倫理として「患者のプライバシーの保護」「患者の利益の優先」「患者の差別の否定」などが唱えられており、現代でも医療の倫理の根幹となっています。

　喘息の発作は、発作性で間欠的です。アレルギーに限らず、てんかんや脳卒中など突発的に生じる疾患は、目の前で生じると医師でも驚きます。目の前にいる人が急に苦しそうにゼーゼーし始めて窒息しそうになったら、古代の人々が恐怖に襲われたことは容易に想像できます。歴史の過程で産業、工業が興り発達する中で、生活環境の汚染に伴い喘息患者は徐々に増えていきました。今日、喘息の治療・管理に用いられる主な薬剤は、ステロイドやβ_2刺激薬(気管支拡張薬)を乾燥粉末や細かな粒子にして口から吸いこむ吸入薬です。紀元前1500年頃のエジプトでも、ハーブを用いた吸入療法がすでに行われていたというから驚きです。産業革命が成熟してきた1800年代には、英国や欧州でasthma cigarettesなる喘息治療のための紙巻タバコが発売されていました。その当時、化学の発展により、ナス科の植物ベラドンナ(英名：belladonna, deadly nightshade)から喘息に有用な薬効成分であったアルカロイドが分離できるようになりました。また当時、気管支拡張作用を有する抗コリン薬の一種アトロピン(これも薬理的な分類ではアルカロイド)が生合成できるようになっていたため、アトロピンも喘息の治療薬として使われるようになりました。明治時代の日本でも「喘息煙草」なる商品が販売されていました。その主要成分は印度大麻草(*Herba Cannabis indicae*、マリファナ！)でした。

　喘息持ちの方でしたらおわかりのとおり、発作に伴う激しい咳や呼吸困難は「息が止まりそう！」だと感じるほど苦しい症状です。「喘息煙草」は海外に駐在している邦人からも引き合いがあったそうで、相当に強力な症状緩和作用があったものと思われます。

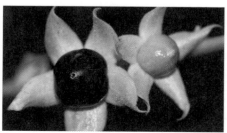

◀ベラドンナの実

◢ 20世紀に入り、相次いで報じられた食物アレルギー

　食物アレルギーが医学的に体系立てて報告され始めたのは、1905年の米国やドイツの乳製品アレルギーのケースレポートからです。1950年には経口食物負荷試験に関する報告がなされ、さらに、その後の70年で食物アレルギーの患者は先進国を中心に増加の一途をたどっています。2019年には米国において、「成人国民の10人に1人は食物アレルギー」というショッキングな調査結果も示され、主に子供の病気と考えられてきた食物アレルギーが成人でも増えていることが注目されるようになりました。原因食物を食べたことで即座に生じる通常型の食物アレルギーだけではなく、食後の運動や動作が症状を誘発する「食物依存性運動誘発アナフィラキシー」、先に感作・発症した花粉へのアレルギーが寄与する「花粉食物アレルギー症候群」、食物アレルギーを含む多因子がその発症に関わっていると考えられている「好酸球性消化管障害」など、特殊な病型の食物アレルギーの存在も次々に明らかにされています。専門家としては興味が尽きません。一方で、各種の食物アレルギーに対応した治療薬が未開発、専門診療に従事可能な医師が不足しているなど、今後の課題も山積しています。食物アレルギーによるアナフィラキシーショックで命を落とす人をゼロにできるように、アレルギーに興味のある医療従事者が1人でも多く食物アレルギー診療の分野に飛び込んできてほしいと願っています。

●参考資料
・小清水敏昌. 明治初期に市販された「喘息煙草」を巡る史的考察. 薬史学雑誌. 55: 194-202, 2020.
・田中明彦, 足立満. 気管支喘息：診断と治療の進歩 1. 治療の変遷. 日本内科学会雑誌. 102: 1327-1332, 2013.
・柴田瑠美子. 1 食物アレルギーの歴史, 定義, 分類. アレルギー. 56: 4-9, 2007.
・Gupta RS, Warren CM, Smith BM, et al.: Prevalence and Severity of Food Allergies Among US Adults. *JAMA Netw Open.* 2019; 2(1): e185630.
・調布市立学校児童死亡事故 検証結果報告書概要版 (https://www.mext.go.jp/b_menu/shingi/chousa/sports/018/shiryo/__icsFiles/afieldfile/2013/06/05/1335638_5.pdf)

② アニサキスアレルギーは 寄生虫の怨念か？ 忘れた頃に来る、きっと来る

（著：鈴木）

◆ アニサキス・アレルギー友の会（通称：アニキの会）

実は筆者（鈴木）は2021年秋、仲間とともにNPO法人を立ち上げました。その名も「アニサキスアレルギー協会」（AAA）です。某レーベルからクレームが入りそうな名前ですが、いまのところクレームはありません。なぜAAAを立ち上げたのか？　それは、「アニサキスアレルギーという病気を世間や国、自治体にもっと認知してもらいたい」、「研究者の意欲をかき立て、患者を救うためにデータを収集し、治療法の確立を目指したい」と考えたからです。

筆者の診ている患者の1人、さとなおさん（@satonao310）という元広告マンがAAAの代表理事を務めています。彼はもともとTwitterなどのSNSで自身のアレルギー体験記を公表しており、そこでのオフ会の名称がアニサキス・アレルギー友の会（通称：アニキの会）です。

▼一般社団法人アニサキスアレルギー協会のHP

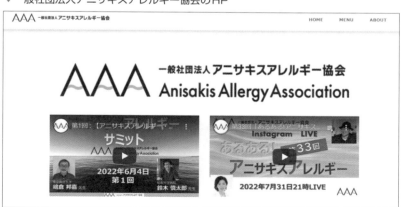

アニサキスアレルギーの啓発活動を行う団体です。アニサキスアレルギーについて多くの人に知ってもらうべく活動しています。

　なんだかポップな名称ではありますが、アニサキスアレルギーは非常に強烈な症状を呈する病態です。アナフィラキシーショックを起こし、救急搬送される患者も多いです。ときに、原因がわからないため、アナフィラキシーを繰り返してから診断されることも少なくありません。また、生きたアニサキスが胃腸にめり込んで発症する「消化管アニサキス症」と誤解されることも多く、「アニサキスが生きていなければ大丈夫でしょ？」と浅い認識の人もいます。そのような誤解を晴らし、アニサキスアレルギーで苦しむ方が1人でも少なくなってほしい——という思いが、AAA設立の原動力なのです。

◆ そもそもアニサキスってなんだ？

　アニサキスは寄生虫です。3種類ほどの亜型がありますが、その総称をアニサキスと呼んでいます。最も代表的な種が*Anisakis simplex*であり、日本の近海で獲れる魚に寄生しています。筆者には、講演会などでアニサキスの話をするときの鉄板ジョークがあります。「さあ皆さん、クジラの胃の中でピノキオが見つけたものは何でしょう？」と聴衆に問いかけます。千葉県U市のテーマパークが好きな方は心の中で「ゼペット爺さん」と答えるはずですが、正解（？）は「成長したアニサキス」です。

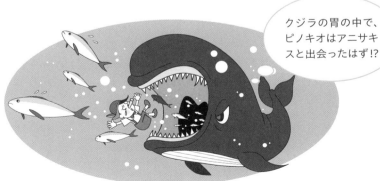

クジラの胃の中で、ピノキオはアニサキスと出会ったはず!?

　イルカやクジラといった大型海棲哺乳動物の消化管にアニサキス成虫が寄生しているわけですが、それは、こうした海棲哺乳動物が最終宿主だからです。その糞と一緒に、産卵されたアニサキスの虫卵も海水中に放出され、プランクトン、小型のエビなどの甲殻類、魚介類に飲み込まれ、それを摂食した小型〜中型の魚の消化管内で成長していきます。そのような食物連鎖の中で、ヒトという捕食者により、アニサキスはクジラやイルカにたどり着けず無念の最期を迎えます。アニサキスは、来たくもなかったヒトの胃袋に放り込まれ、負けるもんかと胃や小腸の粘膜に突き刺さるのです。しかし残念ながら、そこは目指したパラダイスではありません。24時間もすれば粘膜からはがれ落ち、便と一緒に排泄されてしまいます。アニサキスに限らず、食品中に潜んでいる寄生虫は大概、同じ運命をたどります。最後に報いた一矢が、ヒトに激しい腹痛や嘔吐をもたらす「胃・小腸（消化管）アニサキス症」を引き起こすことは、アニサキスの「生への執念」の表れといえるかもしれません。

▼内視鏡で確認されたアニサキス

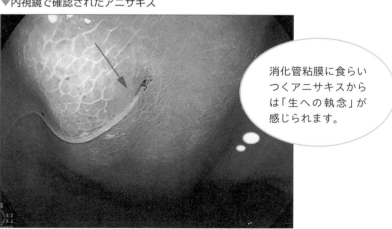

消化管粘膜に食らいつくアニサキスからは「生への執念」が感じられます。

◆アニサキスが引き起こす健康被害はほかにも…

　生きたアニサキスが人体に引き起こす健康被害が「消化管アニサキス症」ですが、実は、アニサキスの生死を問わず引き起こされるヒトの病気があります。それが「アニサキスアレルギー」です。

　魚介類の消化管に巣くっていたアニサキスは、宿主である魚介類の死に伴い、消化管粘膜を突き破って筋肉に迷入してきます。宿主が生きている間にも迷入する個体があるそうです。我々が口にする魚肉は、魚介類の筋肉に相当する場所であり、漁獲・調理・加工・提供の過程で、細断されたり粉々にされたりしています。当然、生き残って潜入していたアニサキスも魚肉と共に破砕されるのですが、そのようなアニサキスのかけらもヒトに悪影響を生じてしまいます。それは、かけらの中に含まれるアレルゲンによるアレルギー反応です。すでに何度もアレルゲンに曝露している場合、宿主の体内に特異的IgEが産生されており、アレルゲンと特異的IgEの結合によりアレルギー反応が引き起こされます。これをアニサキスアレルギーと呼んでいるのです。上述したように、アニサキス自体は死んでいても、アニサキスアレルギーを生じる可能性があります。虫体や分泌物、虫卵の中に含まれるアレルゲンに飲食物が汚染されていれば、すでに感作が成立している者がそれらを摂取した場合に、蕁麻疹や腹痛、ときにアナフィラキシーショックを誘発する可能性があります。

　死してもなおヒトに悪影響を及ぼすアニサキスは、悲劇のヒロインであり、世界中を恐怖のどん底に突き落としたホラー映画シリーズ『リング』の貞子のようです。当初、呪いはビデオテープからしか伝播しなかったのですが、シリーズが進むと、ダビングした動画やパソコンの中にまで呪いが広がっていきました。アニサキスのアレルゲンも、魚肉内だけでなく、菜箸やまな板を介してコンタミ（汚染）します。

　また、アニサキスのアレルゲンは貞子のように強くて丈夫なのです。アニサキスのアレルゲンの中には、物理的な刺激だけでなく、加熱にも、胃酸による消化にも耐性を示す種類も見つかっています。ヒトが繰り出す攻撃だけでは発症を予防できません。

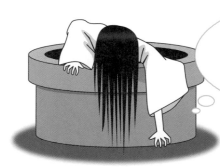

死してもなおアレルゲンとして人を攻撃するアニサキスはさながらホラー映画の貞子を彷彿（ほうふつ）させます。

◆ アニサキスアレルギーへの対策としては何があるのか？

　最も根本的な方法は、魚介類を食べないことです。生きた寄生虫が悪さをする消化管アニサキス症への対策としては、飲食店側がお客の口に入る前にアニサキスを駆除すればいいのです。調理人の目でしっかり検出し、汚染が激しい個体は提供しないことも検討します。また、冷凍やアルカリ液の浸透により、アニサキスを失活させることが可能です。こうしたひと手間を怠らないことが、消化管アニサキス症で苦しむ患者を減らすために必要な処置といえます。

　一方、アニサキスアレルギーに対する対策は闇の中です。上でも述べましたが、アニサキスのアレルゲンを100％避けるには、魚介類を、生でも加熱後でもいっさい口にしないことが重要です。かつお節や缶詰などにもアレルゲンが残っており、アニサキスアレルギー患者は油断ができません。筆者らが勤める昭和大学病院の食物アレルギー

外来では、①原則的に、アナフィラキシーショックを生じた患者では魚介類の摂取を一定期間避ける、②蕁麻疹などの軽症の患者では、アニサキス特異的IgE値を目安に除去レベルを決め、それに従って除去を続ける、③職業的にアニサキスのアレルゲンに曝露する患者では、手袋や防護具を着けて就労する――などの指導をしています。偶発的な誤食以外では、上記で再発を防げなかったケースはほとんどありません。現時点では「君子危うきに近寄らず」が主たる対策といえます。「貞子がテレビジョンから出てくるので注意してください」と書いてあるビデオテープを、わざわざ夜中に1人で見る人っていないですよね〜(って……いるから劇中で人がバタバタ呪い殺されちゃうんでしたね)。

▼魚介類の盛り合わせ

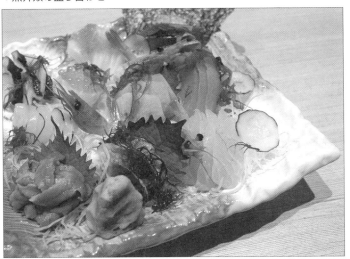

アニサキスが隠れているかも……と、チェックしてから食べる習慣がつきました。

●参考資料
・アニサキスアレルギー協会HP (https://anisakis-allergy.or.jp/)

③ 米国発、セミを食べないでください！

（著：鈴木）

◆周りでこんな会話聞いたことありません？

シン・タローさん「昔の初めて食べた人って、よくもまあ、エビとかカニを食べてみようなんて思い付いたよね」

マコさん「なんで？　めちゃくちゃうまいじゃん」

シン・タローさん「そう？　よく見たらキモくね〜？　だって、小さくしたら虫みたいじゃん」

　さすがシン・タローさん、実はあまり間違っていません。エビやカニ、シャコといった甲殻類は、昆虫類やクモ類、ムカデ（多足類）、サソリと生物学的には同じ仲間「節足動物門」に属しています。高級なエビやカニをたらふく食べるのはぜいたくなのに、クモやムカデを食べさせられるのは罰ゲームとは、一体誰が決めたのでしょうか（同じ節足動物なのに！）。

　節足動物門の中で、形態的に昆虫に最も構造が近いのはムカデやゲジゲジなどの多足類です。しかし、遺伝子的には甲殻類が最も近縁であることが、様々な研究で明らかにされています。「オオグソクムシやダンゴムシも仲間だよ」と言われれば、なんとなくそうだと思ってきたのでは？

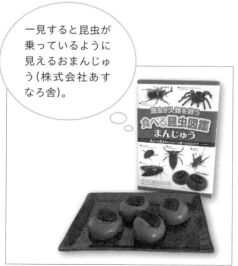

一見すると昆虫が乗っているように見えるおまんじゅう（株式会社あすなろ舎）。

▲「食べる昆虫図鑑まんじゅう」

◖◗世界はいま、昆虫食で熱い！

　実はいま、世界レベルでは食糧危機に瀕しています。日本ではかねてから飽食の時代とされていますが、アフリカやアジアの発展途上国では、良質な栄養を摂取できずに命を落とす人々が大勢います。そんな中で、昆虫食は「未来を救う」夢の食品として期待されているのです。すでに地球上では、約20億人が2000種類以上もの昆虫を食べているそうです。昆虫が食糧として重視されているポイントは、まず、その高い栄養価です。100gあたり、昆虫のタンパク質含有量は牛肉の4〜5倍、魚肉の3倍とされており、ビタミンも豊富です。特筆すべきは、血流改善やコレステロール値の低下、アレルギー抑制などの効果を有するとされる不飽和脂肪酸ω-3/6系の比率が高いことです。煮干しとナッツを組み合わせたような"スーパーフード"なのかもしれません（見た目を除いて）。なにより、育てるコストが牛や豚より圧倒的に安い、ということが発展途上国では魅力となっているようです。

▼100gあたりの栄養素比較

栄養素比較	コオロギ粉末(100g)	ビーフジャーキー(100g)	煮干し(100g)	牛肉バラ(100g)	真サバ(100g)
エネルギー (kcal)	501	315	332	371	247
タンパク質 (g)	62	54.8	64.5	14.4	20.6
脂質 (g)	24	7.8	6.2	32.9	16.8
炭水化物 (g)	8.5	6.4	0.3	0.2	0.3
ω-3/6脂肪酸 (g)	9.09	0.69	0.83	0.54	2.66
ビタミンB12 (μg)	24	3.5	41.3	1.3	12.9
カルシウム (mg)	0.11	13	2200	4	6
鉄 (mg)	2.5	6.4	18	1.5	1.2

参考：EATGRUB／文部科学省食品成分データベース

◆身近になってきたムシ・フード

　インターネットニュースなどでもときおり、昆虫食の紹介記事が載ったり、新商品発売、自販機設置といった動きが報じられたりするようになりました。日本ではもともと、信州の蜂の子など各地の郷土食として昆虫を食べてきた文化はあるものの、日常生活での食事の選択肢に昆虫食は挙がってきませんでした。おそらく、「見た目」が最大の理由でしょう。冒頭の会話のように、「キモい」と思ってしまうゲテモノ感がぬぐえないからだと考えられます。近年は、チョコレートでコーティングする、すりつぶしてせんべいやクッキーにする、といった様々な工夫が施されています。独特な食（触）感や苦みについては油で揚げるのが一番の対策ですね。しかし一方で、昆虫食のプロや専門業者は、栄養素をなるべく逃さないように、低加工で見た目がそのままの状態のものを活かす努力をしています。例えば、寿司や刺身を食べるときに、全部ひっくるめて「どれも同じ"魚"だよな」とは思わないでしょう。「このマグロの赤身はスジが少なくて味が濃いな」、「このカンパチは脂が乗っているな」などと食べ分けています。昆虫食のプロもそれに近い感覚で、「コオロギなどのバッタ目はアミノ酸が多く、エビのような旨味がある」とか「アゲハチョウの幼虫は、エサである山椒やミカンの香りが触角から漂う」といったこだわりを示しているのが興味深いです。もしかすると、あと30年もすれば一般の人も昆虫食に慣れて、回転昆虫食店で、レーンの上をカブトムシのスティックフライのお皿が流れてくるかもしれません。

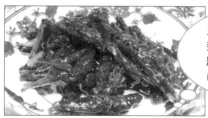

見た目はエグいですが、栄養価は高い。世界の食料問題の解決手段として昆虫食は期待されています。

by Pqks758

◆米国 FDA が発した注意事項

　ここまでは昆虫食のよい点に着目してきましたが、実はよい点ばかりとは限りません。近年の昆虫食の急速な普及を受け、米国FDA（Food and Drug Administration）が次図のメッセージをTwitterに投稿しました。

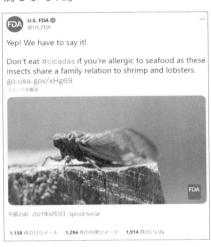

◀FDAのツイート

　「うん！　そうです！　魚介類にアレルギーのある人は #セミ を食べないでください。この昆虫はエビやロブスターと同じ仲間なので」。FDAがわざわざこのようなツイートをするには理由があります。ここ数年、昆虫によるアレルギー（食物アレルギー）に関する研究・論文が増えてきているのです。その背景には、先述した世界規模での昆虫食の普及があります。

　もともと、セミはコオロギと並んで中国や東南アジアで人気の昆虫食材です。揚げればエビのような香ばしさがあり、高タンパクで低脂肪なことから健康食材としても知られています。幼虫は甘味とコクがあり、ナッツのような風味もあります。米国では、華僑の文化として持ち込まれたというよりも、健康や環境を意識した新しい食文化、未来食として人気を博しているのではないかと思われます。

◆昆虫アレルギーの病態

　これまで、昆虫アレルギーに関する研究・論文のほとんどは、職業性アレルギー（養蜂業、山林業）または吸入物質による気道アレルギー（喘息、アレルギー性鼻炎）に焦点を当てたものです。例外としてコチニールアレルギー（第4章➡p.143）について科学的な調査が進みましたが、昆虫食の普及に伴い、アレルギー関連を含む昆虫食品の安全性に関する研究や調査は、今後も増えるものと推察されます。

　FDAのツイートのとおり、アレルギーを起こしやすいのは、「昆虫と生物学的に近縁関係にある甲殻類のアレルギーにすでに罹患している人」、さらには「同じ節足動物であるダニやゴキブリの吸入アレルゲンにすでに経気道感作している人」です。これは、トロポミオシンやアルギニンキナーゼなど、甲殻類（魚介類全般）やダニの同種のタンパク質と交差反応を示す、生物種を超えた共通・共有のアレルゲン（汎アレルゲン）が昆虫アレルギーの原因だからであり、こうした交差反応は、ほかの生物種（哺乳類、線虫類、吸虫、植物、真菌など）との間でも報告されています。交差反応はアレルギー症状の隠れた原因になっている可能性があります。

▼PubMedでの昆虫食アレルギーの論文数

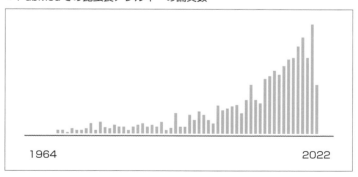

1964　　　　　　　　　　　　　　　　　　2022

医学・生物学分野の論文検索エンジン「PubMed」にて、"Insect food allergy" で検索した結果。746本の論文がヒットしました（2022年6月現在）。昆虫のアレルギーに関する研究論文は年々増えています。

　前節で紹介したアニサキスも昆虫アレルギーとの関連が知られており（➡ p.14）、そこでも述べましたが、熱処理や胃酸による消化に耐性があるため、昆虫食にトライする前に、エビ・カニ・アニサキスなどにアレルギー体質がないかいま一度ご確認お願いします。

▼シルクワーム料理の例

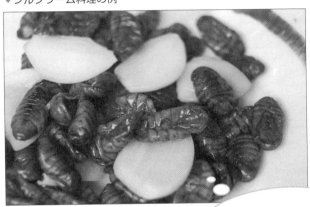

シルクワームは食養蚕の幼虫で、栄養に富みます。日本科学未来館にあるレストラン「Miraikan Kitchen」でシルクワームカレーが食べられるので、一度試してみては？

●参考資料
・Friedrich M, Tautz D. Ribosomal DNA phylogeny of the major extant arthropod classes and the evolution of myriapods. *Nature*. 1995; 376(6536): 165-7.
・Boore JL, Collins TM, Stanton D et al.: Deducing the pattern of arthropod phylogeny from mitochondrial DNA rearrangements. *Nature*. 1995; 376(6536): 163-5.
・de Gier S, Verhoeckx K. Insect (food) allergy and allergens. *Mol Immunol*. 2018; 100: 82-106.
・Jeong KY, Park JW. Insect Allergens on the Dining Table. *Curr Protein Pept Sci*. 2020; 21(2): 159-169.

アレルギーに効く！
アレルギー治癒の御利益が
ある神社はどこ？

（著：鈴木）

◀️空前絶後！の神社ブーム

　江戸時代には、庶民の楽しみとして大山詣りや富士塚（ミニ富士）巡りが流行していました。自然現象や山を信仰対象とする日本人独特の文化に、晴れた日に見える富士への畏敬（いけい）の念も加わり、毎日行列ができるほどだったといいます。東京在住者の誰もが知っている国道246号（通称ニーヨンロク）は大山への参道につながる道です。いまでも三軒茶屋（さんげんぢゃや）や二子玉川（ふたこたまがわ）周辺などには、途中で立ち寄る宿場・花街としての風情がわずかに残っています。

　海外旅行、ゲーム、映画、動画配信サービス、YouTube など娯楽が豊富な現代において、2000年代初頭から御朱印集めと神社巡りが若い女性を中心にブームになりました。

▼御朱印集めに欠かせない御朱印帳

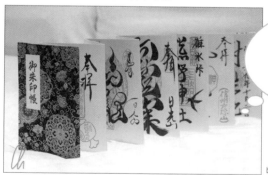

参拝のたびに御朱印をいただくことでオリジナルの御朱印帳となります。

by Christian Wittmann.psd

　コロナ禍で若干下火になった印象はあるものの、神社巡りマップや御利益に関する書籍が販売されるなど、活況は続いています。（筆者を含めた）オタクと呼ばれる人たちのカードやフィギュア、鉄道グッズ集めと基本は同じで、コンプリートしたい気持ちが原動力になっている感は否めません。なぜなら、本来の日本神道の考え方でいえば、まずは地域もしくは一族郎党を守護してくださっている氏神様を大切にするのが筋であり、氏子は氏神様の社を永代守ることが務めです。もしかすると、神話や歴史の上で氏神様と喧嘩している関係の神様を祀っている神社には参拝しない、といった配慮が必要かもしれません。

◆ 御利益を求めて…

　神社仏閣には、祀ってある神や仏の働きに基づき、御利益というものが示されています。御利益とは、神仏を信ずることによって受ける恵み、幸運、恩恵を指す言葉で、御利生や霊験と呼ばれることもあります。仏教やキリスト教の考え方では、善根を積むことによって報いられる功能福徳や、現世・来世に幸福をもたらすもとになる善行のことを功徳と呼び、神社仏閣における御利益とほぼ同義です。

▼伏見稲荷大社（京都）

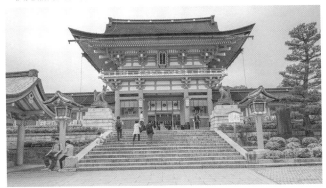

　町中の小さな社でも、境内の由緒が記された立て板や看板を見つければ、何かしらは書いてあるでしょうし、もし書いていなくても、周辺の地域で住民に広まっている情報から読み取れる場合もあります。大きな神社なら、社務所などで売っている（頒布している）お守りやお札に御利益が明記されていることが多いです。金運、商売繁盛、縁結び、家内安全（夫婦円満）、交通安全、氏族繁栄（安産・子宝）、合格祈願、厄除けが有名ですが、病気平癒の御利益も人気です。

　第5章21節（➡p.162）でも述べますが、ある時期からスピリチュアルに対する反発が生じ、新宗教やオカルトがメディアから排されました。「日本古来の神社仏閣なら大丈夫」という安心感が、神社ブームが起こった理由の1つかもしれません。

　そして、神社ブームが長く続いている理由は「日本が神様だらけの国であること」だと推察しています。日本では古より「八百万の神」といわれ、選ぶのに迷うくらい多種多様な神様が祀られています。自分の置かれている状況や生活背景によって救いを求める神様をチョイスできる、という「お手軽な神様が豊富に揃っているバイキング（ビュッフェ）方式」が人気を博しているのではないでしょうか。

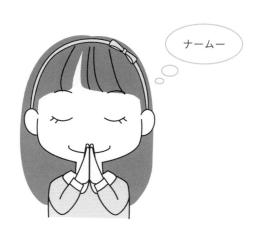

ナームー

◆ 病気平癒（治癒）の御利益

　長い人生、病気やケガを何もせずに過ごせる人はいません。医学が発展し、いつでも気軽に病院や診療所を受診できる現代と異なり、何千年もの間、人類は病気やケガの対策を、「自己治癒力」や「不調が偶然治る可能性」、あるいは「罹患しない幸運」に頼ってきました。いわば受動的な（受け身の）健康対策です。中世以後、いまの医師にあたる薬剤師（薬師）や錬金術師の登場に伴い、天然生薬や鉱物、抽出した金属などを織り交ぜて、王族や貴族など上流階級の人々は積極的に病気やケガと戦うことが可能になりました。

　しかし、ペストや天然痘、インフルエンザ、結核といった感染症（疫病）はいとも簡単に大勢の人々の生命を奪っていき、その点では階級や貴賤を問わず、人々は疫病の前では平等にひれ伏すしかありませんでした。

　ある比較的大規模な新宗教団体について、入信後の変化を調査した興味深い研究があり、1位は「性格（性向）の変化」、2位は「病気の平癒や経済状況の好転」だといいます。前述のような御利益が客観的には生じていなかったとしても、入信した当人たちに満足感があれば、心のよりどころとして宗教は役に立っていると思われます。宗教学ではこのような現象をgraça（グラッサ、ポルトガル語で「〜のおかげ」）と呼ぶそうです。

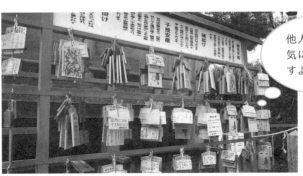

他人の願い事って気になっちゃいますよね？

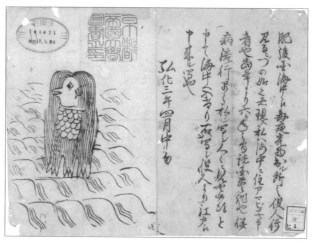

　また、記憶に新しいものにアマビエ祈願があります。"キモカワ"の妖怪「アマビエ」にコロナ禍の収束を託す日本人の姿は、100年後の人々が振り返ったときどう見えるのでしょうか？　医学の発展した現代でも御利益を期待してしまうのであれば、医者に頼れなかった昔の人々が神社仏閣のパワーに依存することは必然でしょう。

▼アマビエ

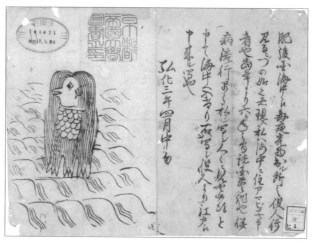

アマビエは日本の疫病封じの妖怪です。

◆ 喘息、アトピーの御利益がある神社

　筆者は趣味と実益を兼ね、都内および近郊、ときに全国の、呼吸器・アレルギー疾患に対する御利益を謳（うた）っている神社仏閣を巡っています。以下、そのうちの代表的な2か所を紹介します。なお、筆者はこれらの社寺から利益（この場合は「りえき」）供与を受けておらず（笑）、純粋に歴史的・民俗学的な興味・関心の深さから選んでいます。

◆喘息・咳封じの神様：弘福寺
（黄檗宗の寺院、東京都墨田区向島）

　弘福寺は地元では隅田川七福神の1つ、布袋様としてもおなじみです。料亭が立ち並ぶ風情ある街並みに立地し、隅田川の堤防のすぐ近くで、ふと上を仰げば東京スカイツリーが怖いくらいに迫って見えます。

　弘福寺は黄檗宗の寺院ですが、この宗派についてはよく知らないという人も多いでしょう。黄檗宗はあの隠元和尚（インゲン豆の隠元）を開祖とし、江戸時代に始まりました。三大禅宗の1つで、中国から様々な文化的な風習を取り入れてきた勤勉な宗派です。江戸時代の禅僧・風外が修行の一環として彫ったとされる大・小一対の石像（自身の父母を象った？）が人気で、まさにその石像が風邪（インフルエンザや感冒）を治してくれる神様として、あるいは石（いし、セキ）が転じて「咳封じの神様」として祀られるようになりました。風外の名から、「風邪から外れる」にも掛かっているようです。「咳の爺婆尊」と称され、"口内を病むものは爺像に、咳を病むものは婆像に祈願し、全快を祈り、煎り豆に番茶を添えて供養する"ならわしが伝わっています。霊験あらたかとされ、石像が祀られた小屋の中には常に祈願成就した参拝者からの返礼として豆菓子や茶飲料があふれています。筆者は、この婆像の由緒は江戸時代に同じく咳封じの御利益を誇った「奪衣婆」伝説と関連があるのではないか、と考えています。

◀「咳の爺婆尊」のある弘福寺

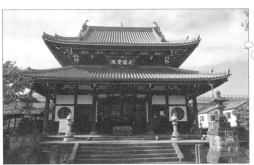

口内を病む者は爺像に、咳を病む者は婆像に祈願します。

by Suikotei

◆アトピー平癒の神様：菅原院天満宮神社の梅丸大神 （京都市上京区）

　菅原院天満宮神社は、京都御所の西サイドに構える比較的コンパクトな神社です。名前のとおり、学問の神様である菅原道真公の出生地であり、境内には産湯に使ったとされる井戸が残っています。

　出世街道をばく進していた平安時代の超一流知識人の菅公（菅原道真の敬称）は、政治的な策謀により九州は大宰府に左遷されます。その恨みは激しく、死後に様々なトラブルが平安京内外で生じたことから、菅公の霊をなぐさめるため、神として大宰府はじめ全国で祀られました。菅公を祀った神社を天満宮といい、京都の菅原院天満宮神社もその1つです。その霊験により、難病とされる腫れ物全般（がん、腫瘍、皮膚病）によいとされています。社務所でがん封じの白布（ハンカチ）をもらい、社殿の前に備えられた平癒石にあて、そのハンカチを患部にあてがうことで病気が平癒するといいます。

　あからさまに「アトピー性皮膚炎に有効」とは書いていませんが、現地に行くと、掲げられた看板にアトピー性皮膚炎封じの御利益に関する記載を見つけることができます。夏の暑い京都にあって、この境内に足を運ぶとなぜかひんやりした気分になり、鈍感な筆者もパワーを感じたような気がしました。

◀平癒石

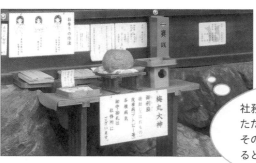

by Brakeet

社務所で白いハンカチをいただき、平癒石にあてます。そのハンカチを患部にあてるとよいとされます。

　喘息にもアトピー性皮膚炎にも、バイオ製剤などよい薬がたくさん登場してきました。それでも、難治性の病態の患者さんは一定数残っており、最後の神頼みとして患者さんに案内することは、医療従事者として間違った方針ではないと考えています。御利益から神様を検索できる便利なWebページもあるので、試してみてもよいでしょう。

▼「日本の神さまと神社」サイトの「ご利益の種類」ページ

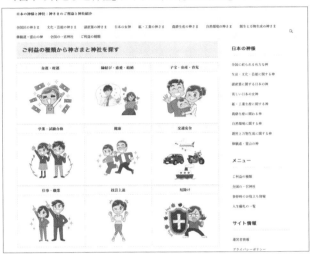

御利益別に神社を検索できる便利なページです。
(https://xn--u9ju32nb2az79btea.asia/shinto12/)

●参考資料
・山田政信. 日本の新宗教の組織的展開⑭. *Glocal Tenri*. Vol.16 No.10 October 2015
　(https://www.tenri-u.ac.jp/topics/oyaken/q3tncs000011uybs-att/GT190-yamada.pdf)
・黄檗宗 牛頭山 弘福寺ホームページ (https://ko-fukuji.wixsite.com/kofukuji)
・菅原院天満宮神社ホームページ (https://sugawarain.jp/about/precinct/)

5 アレルギー界のニューカマー： 好酸球性消化管障害EGIDs

▷ その痛み、プシコではない

「僕、よくお腹を壊しちゃうんだよね……」

どこのクラスにも2、3人はいたであろう、山根君タイプのお腹が弱い子たち。少しストレスを感じただけで腹を下してしまう人を見ると、なんとなく「体と心が弱いのかな？」と思ってしまいます。かくいう筆者も実はこの病気（体質？）を患っており、トイレに行くたびに上司に申し訳なく思っていました。こういう人たちにとって、下痢や腹痛は日常的であるため、それらを病気ではなく体質と捉え、病院を受診しないことが多いのです。

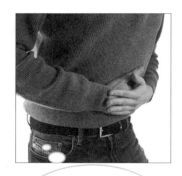

『ちびまる子ちゃん』に出てくる山根君のような、お腹を下しやすい人はけっこういます。

症状が悪化したり、病気ではないかと思って病院を受診する人もいますが、過敏性腸症候群（**IBS** *）、機能性ディスペプシア（**FD** *）、交感神経の異常などと診断され、医者も「体質だからね……付き合っていくしかないよ」と、効くか効かぬか微妙な薬を処方するしかないといった状況です。中には、症状とそのつらさをあまりにも激しく訴える患者もいますが、身体所見や画像所見での異常と合致しない場合、「プシコ（メンタル気質な患者）」だとして煙たがれることもあります。しかし、本当にこれ以上、精査や治療の余地はないのでしょうか……。

＊**IBS**　Irritable Bowel Syndrome の略。
＊**FD**　Functional Dyspepsia の略。

いや、実はあります。ここでは、身近な山根君タイプの人に3分でワンポイントアドバイスができるように、解説していきます。

◆山根君タイプの子たち ～過敏性腸症候群とは～

慢性の腹痛と排便コントロール不良（便秘または下痢）を生じる最も多い病気は何でしょうか。過敏性腸症候群（IBS）です。IBSは、器質的・体質的な大腸や小腸の腸管運動障害・粘膜障害が原因で腹痛を生じる病気です（機能性ディスペプシア〈FD〉はそれの胃バージョン）。IBS患者は、要は体質的に山根君タイプなのです。

耳慣れない病名かもしれませんが、IBSの全世界での推定有病率は約15%もあり、若年者および女性ではさらに高率です。米国では欠勤の原因の第2位であるとされ、非常にメジャーな疾患です。もはやクラスに2、3人どころではない。実際には5、6人はいて、バレないように黙っているという説まであります。しかし、病院を受診することは少ない。なぜか？　病名の知名度が低い割に、山根君の知名度が高いせいなのかもしれません。「あぁ、私は山根君タイプの体質なんだな」と、体質を理由に受診しないのです。君のせいだよ、山根君。

IBSの診断は至ってシンプル。「3か月以上、便秘・下痢や腹痛に悩まされている」、たったこれだけです。「時間によって波がある、ケイレンするような腹痛」という特徴があり、排便で疼痛が増減します。排便は便秘・下痢のどちらでもよく（それぞれ便秘型・下痢型という）、便秘・下痢の両方が起こることも多いです（混合型という）。血便、中年以降の発症、炎症上昇、難治性などの特徴があれば、大腸がん、炎症性腸疾患（クローン病など）、性感染症（免疫抑制感染症）などが鑑別にあがりますが、大腸カメラと血液検査で異常がなければ、IBSの確定診断となります。しかし、治療は排便コントロールの実施と腸管運動

調整薬の処方により様子を見るだけ、ということが多いです。

　これでは焼け石に水を打つようなものです。鎮火する（症状が治まる）可能性は3割ですが、逆にさらに延焼する（症状が増悪する）可能性も2割あります。「原因は？　原因を取り除く治療法は？」と患者から問われたほとんどの医者はこう答えます。

　「そういう運命なのです。徐々に受け入れていきましょう」

　その他の治療方法として生活指導があります。①ガスを発生させる高FODMAP食（➡p.39）の適度な制限、②1回摂取量の制限や繊維質の摂取推奨、③乳糖やグルテンの回避、④香辛料とアルコール、カフェイン類の除去、などの食事制限です。詳細を書き始めると長くなりますので、気になる方は「過敏性腸症候群　治療」などで検索してみてください。

▼IBSはストレスによって増悪する

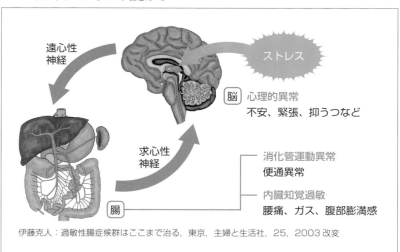

遠心性
神経

ストレス

脳 心理的異常
不安、緊張、抑うつなど

求心性
神経

— 消化管運動異常
便通異常

— 内臓知覚過敏
腹痛、ガス、腹部膨満感

腸

伊藤克人：過敏性腸症候群はここまで治る，東京，主婦と生活社，25，2003 改変

脳がストレスを感じると、遠心性神経により小腸・大腸の機能異常を示します。一方で、消化管から求心性神経により脳局所に作用し、心理的異常（不安や緊張、抑うつなど）を呈します。このように、脳と腸はお互いに影響を及ぼし合っています（脳腸相関）。

◆山根君タイプの子たち　～本当に僕たち治らないの？～

　治るかどうか——そのヒントは本節のタイトルに出ています。こうした異常を訴える人には、IBS、FD、交感神経の異常だけでなく、結構な頻度で好酸球性消化管障害（**EGIDs** ＊）が紛れ込んでいます。このEGIDsもまた見慣れぬ名前の病気でしょう。元来は10万人あたり50人程度の希少疾患と考えられ、IBS/FDの鑑別にあげられてすらいませんでした。ところが、2021年のDDW（米国消化器病週間）という学会で、「IBSやFDと診断された患者のおよそ半数はEGIDsの可能性がある」と報告されたのです。クラスに数人いる山根君タイプの半数にEGIDsの疑いがあるというのです。このEGIDsこそ、21世紀に彗星のごとく現れたアレルギー界のニューカマーといえます。

　EGIDsの症状はとにかくIBS/FDと同じです。アレルギーの一種であるため、原因となる食物は存在しますが、摂取から時間がたったとき（長くて2～3週間後）に腹部症状のみ（下痢や腹痛）が数日間生じます。普通のアレルギーは長くて数時間～1日以内に改善することから、長期に残存する腹部症状を呈する場合はEGIDsの可能性を考えます。どの食材が原因なのかは、血液検査や皮膚テストでも正確にはわかりません。負荷試験をしようにも、症状が起こるのはいつになるやら……。とにかく原因物質を特定しづらい。さらに、治療も困難です。抗IgE抗体を含めて一般的なアレルギー薬はほとんど奏功しません。「原因となりそうな食物を4～6週間とらない」くらいしか、対処法はありません。乳、小麦、卵、大豆、ナッツ、魚介などの食材を順々に（もしくはすべて）抜いてみる経験的な方法があるものの、すべてを除去したとしても治療率は70％に届かないのです。

＊**EGIDs**　Eosinophilic Gastrointestinal Disorders の略。

　そんな山根君タイプにも、希望の星があります。海外で第Ⅲ相試験が進行中の抗体製剤リレンテリマブ（Lirentelimab、抗 Siglec-8 抗体）が、80％もの効果を示しているのです。この治療薬が世の中に出てきたら、いままで付き合っていくしかなかったこの病気にも、悩まされずに済むようになるかもしれません。ただし、月々数万円の医療費を覚悟する必要性があります。

◆ そんな筆者はどうしているのか…

　この EGIDs ですが、実は、どこからが EGIDs でどこからが IBS/FD かの線引きは難しいです。実際の診療でも、組織的には EGIDs でも、IBS/FD を合併している人が多くいます。IBS/FD も、アレルギーがどこまで関与しているのかは不明瞭です。

　ちなみに筆者ですが、チーズなどの乳製品を摂取しすぎたあとの数日間は、下痢と倦怠感に悩まされます。食物アレルギーの経過とは明らかに異なり、IBS/FD にも合致せず、EGIDs の診断となりました。しかし、香辛料や多量のアルコールの摂取によっても、下痢と腹痛と倦怠感が発症します。アルコールと香辛料は EGIDs には合致しないため、やはり IBS/FD の可能性も考えられなくもありません。

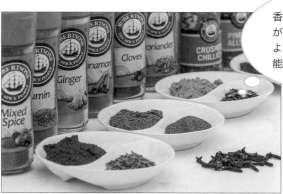

香辛料やアルコールが原因なら、EGIDs よりも IBS/FD の可能性が考えられる。

◀香辛料とアルコール

　特に、体調が悪いときや下痢をしているときは必ず増悪しますが、普段は高FODMAP食（下図参照）の制限をしなくても症状は軽度です。筆者は酒も香辛料もピザ（乳成分）も好きです。モリモリ食べることもありますが、体調が悪いときや体調を崩すわけにはいかないときは控えるようにしています。

　筆者の外来患者のほとんどは食物アレルギーと喘息ですが、数日間続く腹部症状を呈している患者がいた際にはEGIDsを疑い、とりあえずアレルギーと思われる1種類の食材に加え、香辛料やアルコール、カフェインを控えてもらっています。

　それでもダメな場合、「高FODMAP食の制限」や「アレルギーの原因となりそうな食品の除去」をしてもらいますが、食品の除去（特に小麦とか乳）ってかなり大変です。だから、食事制限の範囲を広げる前に、筆者は大腸内視鏡検査をするかどうかを患者に聞いています。EGIDsを強く疑うなら、皮膚試験で疑わしい食事をさらに挙げていきますし、IBS/FDならふんわりと食事療法を行っています。外来でここまでやっても治らない人も多いので、そんな現状を考えるとリレンテリマブが早く入ってきてほしいものです。

▼高FODMAP食

F	(fermentable)	：発酵性の糖質	パン　たまねぎ
O	(oligosaccharides)	：オリゴ糖	
D	(disaccharides)	：二糖類	牛乳　ヨーグルト
M	(monosaccharides)	：単糖類	
	AND		アスパラガス　リンゴ
P	(polyols)	：糖アルコール	ブロッコリー　アボガド　.etc

小腸で吸収されにくく、大腸で発酵性を有する食品が高FODMAP食である。

| column | お茶は万能薬？　カテキンパワー！ |

　約30年前、「お茶がヒトの免疫を良い方向に調節する」と話す免疫学の先生がいました。講義のたびに「お茶でうがいをしなさい」、「お茶をたくさん飲みなさい」とおっしゃるため、カテキン先生と呼ばれていました。

　当時、緑茶はスチール缶飲料が主体であり、その金属臭から若者の間では不人気であったため実践していませんでした。

　その後、お茶の主成分の1つ「カテキン」に抗菌活性、脂肪燃焼作用、抗酸化作用、リラックス効果などがある

ことが証明され、お茶はまさに"健康"飲料と考えられるようになりました。

　近年、カテキンにはアレルギー性炎症を増強するインターロイキン4（IL-4）の遺伝子発現を抑えたり、アレルギー性鼻炎や花粉症の症状を抑制したりするデータが示されています。抗アレルギー作用を有するカテキンやその類縁物質は緑茶以外に、ウーロン茶でも証明されています。

　アレルギー持ちの人には朗報ですが、お茶の過剰摂取によるカフェイン中毒には注意してください。

●参考資料
・Sandler RS, Everhart JE, Donowitz M, et al.: The burden of selected digestive diseases in the United States. *Gastroenterology.* 2002; 122(5): 1500-11.
・Lovell RM, Ford AC.: Global prevalence of and risk factors for irritable bowel syndrome: a meta-analysis. *Clin Gastroenterol Hepatol.* 2012;10(7): 712-721.e4.
・Dellon ES, Peterson KA, Murray JA, et al.: Anti-Siglec-8 Antibody for Eosinophilic Gastritis and Duodenitis. *N Engl J Med.* 2020; 383(17): 1624-1634.
・宇野 良治 著，過敏性腸症候群の低フォドマップ食（FODMAP）
・Bortolotti M, Porta S. Effect of red pepper on symptoms of irritable bowel syndrome: preliminary study. *Dig Dis Sci.* 2011; 56: 3288-3295.
・Reding KW, Cain KC, Jarrett ME et al.: Relationship between patterns of alcohol consumption and gastrointestinal symptoms among patients with irritable bowel syndrome. *Am J Gastroenterol.* 2013; 108: 270-276.

第2章

様々なシチュエーションで
起こるアレルギー

6 こちら月着陸船…。メーデー。月に着いたら鼻水が止まらない！（まさかの月アレルギー!!）

◆ほぼ毎晩見えるのに、あんなに手が届きそうなのに…

筆者はチョココロネが好きです。なぜなら望遠鏡みたいだから（あ〜いとぅいまて〜ん♪ by ですよ。さん）。大人になってから望遠鏡で星や銀河を見ることはなくなりましたが、壮大な宇宙にはいまでも憧れを持っています。「宇宙人はいるのか？」、「ヒトが住める星はほかにもあるのか？」、「月には何があるのか？」……。筆者の宇宙への興味は尽きません。

ところで、

「天の海に　雲の波立ち　月の船　星の林に　漕ぎ隠る見ゆ」

（柿本人麻呂、万葉集巻七・1068）

という和歌をご存知でしょうか。

柿本人麻呂が詠んだ、万葉集巻七の冒頭にある有名な一首です。「大空の海に雲の波がたって、月の船が、きらめく星の林の中に漕ぎ隠れてゆく」（訳・関西吟詩文化協会）という意味です。壮大な宇宙を海に、漂う月を船にたとえて詠む——なんてロマンチックな歌でしょう。古の人は月を様々なものにたとえ、神として崇めてきました。ときに邪悪の象徴として表現されたこともありました。筆者は平和主義者なので、「仙台銘菓・萩の月」とか「あっ、ウサギが跳ねた」という感覚が好きですが。かぐや姫伝説では、常人とは思えない絶世の美女や謎の集団が月から現れますが、やはりあの黄色く輝く神々しい月には、人々の心を惹き付ける魅力があるのでしょう。

▼月のウサギ

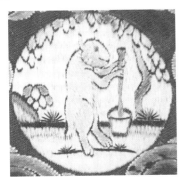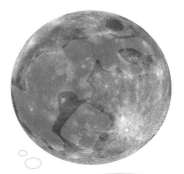

子供の頃、月の模様が本当にウサギに見えるのか確かめようとして、月とにらめっこした人も多いのでは？

◆ムーンウォークの真実

　ところで、有史以来、人類が宇宙空間で降り立ったことのある星は、地球以外では月だけです。1950年代から始まった米国とソ連（現在のロシア）の宇宙開発競争。一歩先に無人探査機を月面に到達させたのはソ連でした。いまでこそ協力して国際宇宙ステーションなどを運営しているものの、当時は東西冷戦の真っただ中。月への人類一番乗りを果たして国威を発揚しようと、両国はしのぎを削っていたのです。

　そんな中、米国のアポロ11号のミッションで、司令船コロンビアから分離された月着陸船イーグルが、1969年7月20日に月面着陸に成功。ニール・アームストロング船長が月面に降り立ちました。Moon landing もしくは lunar landing と呼ばれた瞬間です。

▼偉大な一歩？

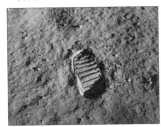

アームストロング船長ではなく、同乗していたバズ・オルドリン飛行士の足跡。実験の一環としてつけられた。

　世界中で5億3000万人がテレビでその瞬間を見守りました。当然、日本でも騒然となり、当時の朝日新聞の夕刊（東京本社版）には「人類、ここに月を踏む」という見出しが躍りました。アームストロング船長の「ひとりの人間にとっては小さな一歩だが、人類にとっては偉大な飛躍だ（That's one small step for a man, one giant leap for mankind）」という誇らしげな名言は、誰しも聞いたことがあるでしょう。

　さあ、皆さんだったらこの歴史的快挙、いつまで月面で噛（か）みしめるでしょうか？　映える写真を撮って、スキップを踏んで、コサックダンスを踊り、宇宙食でランチ、食後の運動でトップロープからムーンサルトプレスでも……なんていろいろしていたら、あっという間に半日くらい経ちそうです。ところが……アームストロング船長は、わずか2時間程度で船外活動を終えてしまいました。いったいなぜでしょうか？

◆ アームストロング船長を苦しめた？ 月を覆う物質レゴリス

　地球から見える真ん丸でツルっとした見た目から、月の表面は「打ちっ放しのコンクリート」のような印象を持つ人もいるかもしれません。実際には、民謡のタイトルにあるように、まさに"月の砂漠"です。月の表面は、数センチから数十メートルの厚さの砂状の堆積物「レゴリス（regolith）」で覆われてます。JAXA[*]によれば、レゴリスとは「地球、あるいは他の固体惑星、衛星等の天体の表面上に見られる、ゆるく積もった岩石由来の粒子やかけら、微小天体の衝突によって生成したガラス片、粉末（ダスト）などの総称」とのことです。

＊JAXA　Japan Aerospace Exploration Agency の略。

　流れ星が砕け散ったあとに、あるいは風化作用で長時間かけて、砂れき状の物質が生じます。これがレゴリスの正体です。レゴリスは新しい地形ほど少なく、古い地形ほど多くあります。また、一見多そうな鍋底のようなクレーターも少ないです。丘のような高地こそが厚いレゴリスで覆われているため、宇宙飛行士はズボッと足をとられるそうです。月が太陽の光を浴びて均一にピカピカ光っているのは、レゴリスで覆われているからです。

　実はこのレゴリスこそが、宇宙飛行士による長時間の月面作業を妨げていました。レゴリスは極めて微細である上に、帯電性のため静電気をまとい、磁石にもくっつきやすいのです。

▼レゴリスの堆積状況

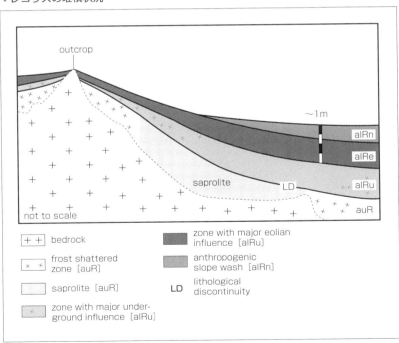

出典：https://www.researchgate.net/figure/Components-of-the-regolith-continuum-Components-of-the-regolith-continuum_fig1_230855958

宇宙服や実験機器、撮影用機材などにひとたび付着すれば、払い落とすのは非常に困難でした。ときに実験機器や機材を故障させてしまうこともあったそうです。当時の米国は、事前にレゴリスの存在を知っていたものの、予想以上に対策に苦労したことがうかがえます。アームストロング船長もきっと苦労したことでしょう。

◆ 苦難続きのアポロ計画と、アレルギーを発症した飛行士

ここまで読んだ人は、「なんだ。『宇宙兄弟』かよ（笑）」、「アレルギーの話は？」と思うかもしれません。もう少しお付き合い願います。アポロ計画はとにかく苦難が続きました。アポロ1号は地球でのトレーニング中に火災が発生し、飛行士3人が殉職。映画にもなったアポロ13号は発射56時間後に船内の酸素タンクが爆発し、クルーの機転と地上の支援により奇跡的に3人揃って生還しました。こうした苦難を経てアポロ計画最後のミッションとなった17号は、1972年に史上6回目の月面着陸を果たしました。目的が月の地質学的調査と宇宙空間における動物実験ということもあり、約3日間も月面に滞在しました。そして乗員の1人、ハリソン・"ジャック"・シュミット飛行士は、月でアレルギーを起こした飛行士としても知られています。

地質学者でもあった彼は、月でのフィールドワークのあとで着陸船内に火薬のような匂いが立ち込め、くしゃみや鼻水が止まらなくなったといいます。流涙や喉の痛みも自覚しました。遠隔診断したNASAの医師は、彼の宇宙服やヘルメットにまとわりついたレゴリスによるアレルギーと診断しました。その症状は「月花粉症（lunar hay fever）」と呼ばれています。

レゴリスにはケイ素やアルミニウム、チタンなどが多量に含まれており、かつその形状（グラスファイバー状、微細でとげとげしい）が気道を刺激したり、呼吸器系の臓器に突き刺さって障害をきたしたりすることが知られています。

　月から持ち帰ったレゴリスを動物に投与した実験では、肺炎、塵肺、肺腫瘍など様々な疾患をもたらすことが報告されています。PM2.5や石綿の悪い側面を併せ持った、人体にとっても有害な物質なのです。

　一方で、アレルギーを誘発することを証明する研究結果はこれまで報告がなく、研究者たちは「火山灰に近いレゴリスは、ディーゼル排気やPM2.5と同じようにアレルギーの発症を助長する、症状を増強する**アジュバント**（トリビア参照）として働いている」と推察しています。そのため、「月花粉症」はアレルギー様であって真のアレルギーではない可能性が大きいのです。

▼レゴリスの拡大写真

> レゴリスには、1mmにも満たない微細な粒子が含まれています。

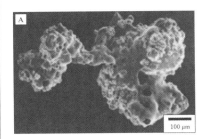
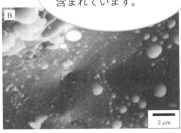

出典：https://edu.jaxa.jp/contents/other/himawari/pdf/2_moon.pdf

　くしくも、米国の航空・宇宙計画の主体がスペースシャトルに移り、予算切れ（アポロ計画で計14兆円！）もあって、アポロ17号以後の約50年間、月には人類が降り立っていません。

トリビア

アジュバント

　ラテン語の"助ける"という単語が由来の言葉で、主な物質（薬剤）の効果を補強する目的で使用される物質のことです。ワクチンの場合には、より効率よく体内に抗体がつくられるため、ワクチンの抗原性を高める働きをしています。

　アルテミス計画など米国政府とNASAは宇宙開発の民間企業への移管を進めていますが、高額な旅費を払って月旅行を楽しまれるセレブの方たちには、くれぐれも防塵マスクの着用をおすすめしたいものです。

　あっ、そうそう……もし○○タウンの元社長みたいなバブリーなご友人から月旅行に誘われたら、日焼け止めと日傘もお忘れなく。月には雲がなく、毎日がカンカン照りですから〜。残念！

▼「宇宙万博2022」のポスター（吹田市・2022年3月26日〜5月8日開催）

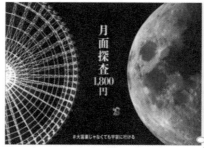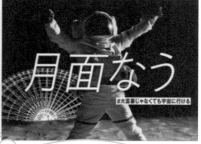

出典：https://osaka-wheel.com/spacewheel/

　モチーフは日本一の大観覧車オオサカホイール（大阪府吹田市）。こんなに気軽に宇宙へ行ける日が来るのでしょうか…。いや、来ると筆者は確信しています。

●参考資料
・NASA. Don't Breathe the Moondust. NASA SCIENCE. April 22, 2005. (https://science.nasa.gov/science-news/science-at-nasa/2005/22apr_dontinhale)
・Carten Lorz, Katja Heller. Stratification of the Regolith Continuum – a Key Property for Processes and Functions of Landscapes.*Zeitschrift für Geomorphologie* 2011; 55, Suppl. 3: 277-292.
・森本泰夫ほか. 月面ダストの生体影響, エアロゾル研究. 24(2), 129-134, 2009.
・Horie M et al. Possibility of Exacerbation of Allergy by Lunar Regolith. *J UOEH*. 2012 Sep 1;34 (3):237-43.

蛇口をひねって出てくるのは ポンジュースでもお茶でもなく アレルゲンだった！ （全身型金属アレルギー）

（著：鈴木）

◆日本の水道水は世界一安全!?

「災害時に重宝する最強の飲み物」という文字に惹かれて、とある Web記事にたどり着きました。そこには、元陸上自衛隊員が教える、 災害時に備えたサバイバル術に関する情報が記載されていました。 記事によれば、常温で数日水筒に入れておいても腐らない便利な飲 み物、それが日本の水道水だそうです。諸外国に比べて、日本の上水 の水質基準は厳格です。日本の水道法（施行規則）では「水道水の中に 基準値0.1mg/L以上のカルキ（残留塩素）を保持すること」と義務づけ られているのです。

水道水を不用意に飲むことが命の危険につながる地域や不衛生な 国を訪れたとき、私たちがまず行うべきはミネラルウォーターの購 入です。これはもっぱら寄生虫や雑菌、肝炎ウイルスへの対策です。 また、欧州の多くの国では水道水として硬水が出てきます。日本人の 胃腸にとっては軟水が優しいのです。「水が合う」という言葉はこう した状況を本当によく表しています。

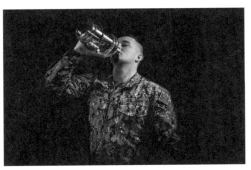

◀水の確保は生き残りの 必須条件

サバイバルには飲料水の確保が必須 です。極限状態になれば、日本の水 道水の有難さがわかるかもしれませ ん。

様々なシチュエーションで起こるアレルギー

2

◆ 水道水とはどんな水？

　水道水の水源は主に湖沼、河川やその水をため込んでいるダム由来です。日本の大都市の水道水に使用される水源のうち、73％は表流水（地表を流れる水）を原水としており、その内訳はダム47.8％、河川25.2％です（日本水道協会調べ）。ちなみにミネラルウォーターは、すべて地下水を採取して原水としています。それらの水源から採水し、浄水場で塩素消毒などの浄水処理を行い、安全に飲める状態にしたものが水道水（上水道水）です。なんと51項目もの水質基準項目（水道法4条、水質基準に関する省令）が定められており、それらに適合するように浄水処理が行われています。毎日飲むものなので当然ではありますが、先述の元陸上自衛隊員の説明もこれで納得できます。

　国内の水道水は軟水だと思われていますが、一部地域で例外はあります。木更津市（千葉県）や熊谷市（埼玉県）、沖縄県などは水道水が硬水であることが知られています。地域によって硬度に差が出るのは、河川となる前の地下水が通る土地の地質およびそこに滞留する年数が関与しているからです。蛇口をひねって出てくる水が、全国一律の「味」ではないのは興味深いことです。

　そんなご当地水でも、共通している成分があります。それが塩素を含んだ塩化石灰（カルシウム質）、正確には「次亜塩素酸カルシウム」（通称カルキ）です。前述しましたが水道法で「水道水の中に基準値0.1mg/L以上のカルキ（残留塩素）を保持すること」が義務づけられています。カルキにより雑菌が繁殖しない安全・安心な水が、各家庭に届けられています。

◆ 蛇口をひねって出てくる水、英語では？

　英語の授業で習うことはないかもしれませんが、水道水を英語でtap waterといいます。格闘技で関節が極まった際に相手を「タップする(＝叩く)」なんてときに使うtapには、「上水道の蛇口」という意味もあるのです。ちなみに、tapにはもう1つの意味があり、それは「(才能や技術、あるいはそれらを有する人材を)有効活用する」という意味です。ともあれ、tapの原意である「叩く」から海外の人々がイメージする蛇口は、回すタイプのハンドルではなく、レバー式のハンドルだということ。ワイン樽、あるいはキャンプのときに持っていくウォーターサーバーについている、上下もしくは左右に軽く押すことで中身が出てくるレバーがtapなのです。つまり、日本の家庭用トイレ(下水道)の水栓レバーのほうが、tapのイメージに合致しています。

▼蛇口のタイプ

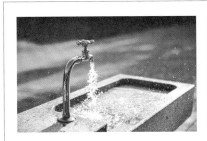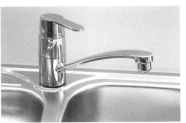

英語圏では、回すタイプの蛇口(左)を見かけることは少なく、タップする(叩く)タイプの蛇口(右)が多い印象があります。日本でもいまはこのタイプが主流でしょう。

　では、逆になぜ、日本の上水道の蛇口は「ヘビの口」なのでしょうか？　実は、蛇（ヘビ）とは直接関係がありません。蛇と形状の似ている龍（りゅう）と関係があるのです。かつての江戸も、神田上水や玉川上水など生活用水の衛生環境が整った街でしたが、近代的な上水道が整備されたのは明治維新後でした。西欧列強から輸入された上水道の吐口（はきぐち）（水道共用栓）は主に獅子頭（しし）（獅子＝ライオン＝水の守り神）でしたが、中国や日本など東アジアで水の守り神は伝統的に龍でした。当然ながら龍は伝説上の「生き物」であり、元ネタは蛇です。そのため、街中に設置された吐口は「蛇体鉄柱式共用栓」と名づけられ、各戸に上水が分配され、ひねって出せるようになった際に取り付けられたものは「蛇の口」としたそうです。洗面台から斜め上に突き出たノズル部分は鎌首をもたげた蛇にも似ており、このようなワードを創造した人々の発想力には舌を巻きます。

▼明治維新後に輸入された上水道共用栓

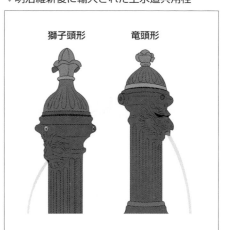

獅子頭形　　竜頭形

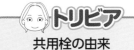
共用栓の由来
　獅子頭形の共用栓（左）は西洋由来、龍頭形の共用栓（左）は東洋由来。いずれも水の守り神。東西でモチーフが異なるのは面白いですね。

◪蛇口から出てきて嬉しいものと嫌なもの

　愛媛・松山空港に「オレンジジュースが出てくる蛇口」が設置されたときは、ついに夢の時代がやってきた、と思いました。また、京都の宇治市の小学校に「お茶が出てくる蛇口」ができたときは、カテキンパワーで子供たちの健康が維持できて素晴らしいな、と思いました。中高生の頃、夏の暑い日に汗をかいたあと、「水道栓からポカリやカルピスウォーターが出てくればいいのに……」と何度も思ったものです。

　皆さんも、かつて学校で体育の授業や部活動のあとに校庭脇の蛇口から飲んだ水、どんな味か覚えているでしょうか？　多くの方の印象に残っているのは、金属の味ではないでしょうか？　特に、夏の暑い日に生ぬるい水が出てくると、その感じが強かったのでは。あれはカルキなのでしょうか？　それとも本当に金属なのでしょうか？　実は、本当に金属なのです。

▼オレンジジュースが出てくる蛇口

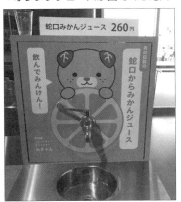

愛媛・松山空港の「Orange BAR」では、みかんジュース蛇口が楽しめます。

出典：https://www.matsuyama-airport.co.jp/service/buy/orangebar.html

◆飲み物・食べ物に含まれる金属アレルギー

　水道水から体内に取り込まれる金属も、少量であればミネラル補給の一環として差し支えありませんが、度を越せば健康被害を生じ得ます。取水する地域によっては、重金属（鉄、マンガン、銅、亜鉛など）をたくさん含む地下水や、廃棄物に由来する汚染水が流れ込んだ水を利用することがあります。人体に悪影響を及ぼし得る有害金属は浄水場で除去されるため、理論上は安全なのですが、浄水場を出たあと各戸に分配されるまでの過程で、古い水道管や蛇口の場合には飲み水の中に金属が溶出する可能性もあるでしょう。また、一時期話題になりましたが、雪平鍋（ゆきひらなべ）など金属製の鍋ややかんでお湯を沸かすと、アルミニウムや合金が溶出します。食料品に関する規則が厳しい欧州では、日米に比べて厳格な基準値を設けており、水道水の利用方法や調理器具の認可の規定はとても細かいものです。筆者は北欧に留学していたときに、「水道のお湯は絶対に飲むな」と言われました。中毒や過敏症といった病態は個人により発症の閾値（いきち）が異なり、基準値より低濃度で症状をきたす人もいます。

　私たちは金属製品に囲まれて生活しています。意外な盲点として、金歯や医療用のボルト、ワイヤーなどが金属アレルギーの原因になっているケースが挙げられます。また、濃い色に染められたTシャツの染料に重金属が含まれ、接触した皮膚に金属アレルギーが発症する、といったこともあります。さらにいえば、実は野菜や果物、魚介類、ワインやチョコレートにも金属が含まれています。生産地や収穫時期、保管状況によっても状態は様々ですが、すでに金属に感作が成立している患者では、特定の飲食物を摂取すると湿疹や汗疱（かんぽう）、蕁麻疹などの全身性の皮膚・粘膜症状を生じ得ます。このような症例は全身型金属アレルギーと呼ばれています。原因不明の蕁麻疹やアナフィラキシーを繰り返している場合、アレルギーの専門医療機関では金属アレルギーを疑う姿勢が求められています。

8 実は犯人候補がたくさん!? 歯科治療後のアレルギー

（著：鈴木）

◆ アレルギー科のメインメニュー

　筆者のように診療科としてアレルギー内科を掲げていると、診療内容としてどういったものが多いか、肌身で感じるようになります。"ザ・アレルギー診療" ともいうべきトップは、アナフィラキシーの原因（誘因）の精査です（ちなみに原因 "cause" とすると、体内で発症するメカニズムを明らかにする必要があるため、臨床医学としては誘因 "elicitor" という表現がより正確です）。

　アナフィラキシーの3大誘因といえば、食物アレルギー、昆虫アレルギー、薬物（薬剤）アレルギーです。小児では圧倒的に食物アレルギーが多いですが、成人では薬物アレルギーの割合が増えてきます。特に重症や致死性のアナフィラキシーでは、薬物の存在は無視できません。薬物アレルギーを生じるシチュエーションは、病院などの医療機関の内・外いずれにもあります。医療機関内では、造影CTや内視鏡検査、手術の際に生じることが多いのです。小児では、食物アレルギーに対する免疫療法（減感作治療）中に生じるケースがあります。ほかにも、抗がん剤や輸血・血液製剤、バイオ製剤（生物学的製剤）の投与中には、アナフィラキシーに留意する必要があります。ただし、これらの処置や治療、検査の最中に生じたからといって、必ずしも薬物が誘因とは限りません。そのため、海外の文献ではiatrogenic anaphylaxis（医原性のアナフィラキシー）と表現されることがあります。医療機関外では、医師から処方された薬剤の服用や貼付により生じるアナフィラキシーが多くを占めます。近年では、新型コロナウイルスワクチンに関して地域の集団接種会場におけるワクチン接種後のアナフィラキシー（様反応？）が頻発した時期もありました。

◆ "薬物アレルギーを調べてください"

　上述したように、医療機関内で発症したケースでは、その発症前に医療行為を行っていた医療機関や診療科からアレルギー内科に紹介されます。その場合、多くは見出しのように「原因は薬だと思うのですが、うちでは検査ができないので調べてください」という依頼文が添えられます。多くの医療従事者は「医療行為中のアナフィラキシーは薬物が誘因である」と決め込んでしまっているように、筆者の目には映ります（ほかにもいろいろあるのにな～）。

　では、ほかにどんな誘因があるのでしょうか？　皆さんが入っている検査でどんなものを使用しているでしょうか？　患者さんが曝露している可能性があるものは何でしょうか？　シチュエーション別に想定できるものを下表に列挙してみました。

▼診療でアナフィラキシーの誘因となり得る医療器具

シチュエーション	誘引の可能性がある医療器具
造影CT	造影剤、輸液製剤、ラテックス製品（グローブ、点滴チューブ、静脈留置針、検査台への固定バンド）、PVC製品、アルコール消毒綿
一般的な外科手術	輸液製剤、鎮痛薬、麻酔薬、鎮静薬、ときに輸血や血液製剤、ラテックス製品（グローブ、術衣、点滴チューブ、静脈留置針、吸引・ドレナージチューブ、尿道カテーテル、検査台への固定バンド）、金属（メス、ペアンなど手術用の器械一式、縫合用ステープラー〔ステンレス〕）、金属器具を消毒した際に付着した消毒液、縫合糸、サージカルテープ、ドレッシング材各種、PVC製品、アルコール消毒綿、ポピドンヨード、ガーゼ
内視鏡検査	輸液製剤、鎮痛薬、麻酔薬、鎮静薬、ときに輸血、ラテックス製品（グローブ、点滴チューブ、静脈留置針、検査台への固定バンド、マウスピース、内視鏡の外筒部分や接続部分）、PVC製品、アルコール消毒綿、金属（鉗子、穿刺針、止血クリップなど）、内視鏡や器具を消毒した際に付着した消毒液、検査用の色素（インジゴカルミン、ルゴール〔ヨード液〕、クリスタルバイオレット）

　さあ、心あたりはどうでしょうか？　これだけたくさんの物が患者さんに触れていて、本当に薬物が誘因だと自信を持っていえるでしょうか？　アナフィラキシーの誘因探しはまさに“犯人探し”であり、警察官が行っていることと似ています。まずは何をするか？　事件であれば、目撃者から目撃情報を確認し、いま風でいえば、現場近くの監視カメラに写っていた人物をすべて洗う。そのあと、目撃情報と過去の類似事件の記録から被疑者を絞っていく。これをアレルギー診療に置き換えれば、詳しい問診と既報文献のチェックです。血液検査やパッチテストはそのあとに行う。理由は、検査項目を無制限に増やすことができないからです。絞り込む過程は、やっぱり犯人探しと同じであることがわかります。

◆ では、歯科治療ならどうか？

　だいたい月に1件くらいのペースで、歯科治療の最中もしくは治療後に発症したアナフィラキシーの症例が筆者の診療科に紹介されてきます。わが昭和大学では、歯学部のご英断で昨年から「アレルギー・アナフィラキシー」の授業を開講しました。しかし、全国的にはまだ卒前の歯学生がアナフィラキシーのことを学ぶ機会は少ないかもしれません。そのため、歯科医師の診療中、特にご開業の歯科医院でアナフィラキシーが発生した場合には、対処に苦慮するのではないかと常々心配しています。紹介状（診療情報提供書）ベースで検討すると、紹介元が誘因として心配しているもので多いのは、局所麻酔薬、および帰宅後に服用させた抗菌薬や非ステロイド性解熱鎮痛剤（NSAIDs）です。果たして真の誘因と合致しているのでしょうか？先ほど示した処置や検査と同様に、一般的な歯科治療に際して患者が曝露する可能性があるものを次ページの表に挙げてみます。

▼歯科治療でアナフィラキシーの誘因となり得る医療器具

シチュエーション	誘引の可能性がある医療器具
歯科治療中	局所麻酔薬(血管収縮薬が配合されていることが大半)、ときに鎮静薬、ラテックス製品(グローブ、開口用器具、吸引・ドレナージチューブなど)、PVC製品、アルコール消毒綿、金属(ミラー、ファイル、歯肉用メス、キュレット、ペリオトーム、鉗子、注射針など)(**次ページ図参照**)、器具を消毒した際に付着した消毒液、含嗽液、口腔内洗浄薬、検査用の色素(プラークチェッカー=食用色素)、フッ素配合薬、各種クラウン/インレー(様々な素材)
歯科治療後	フッ素配合薬の口腔内遺残、ラテックス製品(グローブパウダーの遺残、歯牙矯正器具)、金属製品(歯牙矯正器具)、各種クラウン/インレー(様々な素材)、歯科からの処方薬(抗菌薬、NSAIDs、胃薬、トラネキサム酸など)

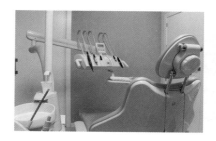
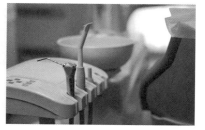

　外科的な診療行為と同様に、歯科治療でも患者はたくさんの物品・素材、薬品に曝露していることがわかります。しかも、口腔内や口唇は血流豊富な粘膜に覆われており、異物の吸収が盛んです。口腔内崩壊錠(OD錠)が様々な薬剤に存在することから、吸収も速い部位であることがおわかりいただけるでしょう。アレルギー科医(少なくとも筆者)は上の表に載せたすべてを誘因と考えています。しかし、実はこれらのほかにも注意を要する隠れた敵がいます。しかも、それはまるでウルトラ怪獣のような名前なのです。

▼代表的な歯科診療用器具

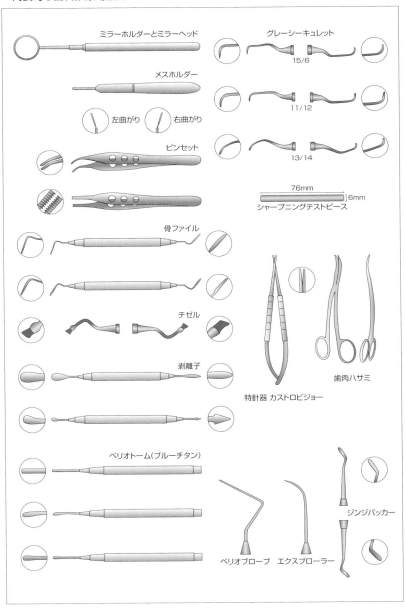

ミラーホルダーとミラーヘッド

メスホルダー

左曲がり　右曲がり

ピンセット

骨ファイル

チゼル

剥離子

ペリオトーム（ブルーチタン）

グレーシーキュレット
15/6
11/12
13/14

76mm
6mm
シャープニングテストピース

特針器 カストロビジョー

歯肉ハサミ

ペリオプローブ　エクスプローラー

ジンジバッカー

🔶隠れた敵、その1「パラホルムアルデヒド・ジブカイン塩酸塩配合薬」

　何を隠そう、筆者は45歳にして虫歯（齲歯）が3本も生じ、治療に約1年かかりました。そのとき、歯科医によく言われたのが、「虫歯からほかの歯にばい菌（細菌）が感染すると大変です」でした。虫歯を削る処置中は、当該の歯牙以外に飛び散らないよう、慎重に防護材を挿入された記憶があります。また、黒くよどんだ齲歯は根部の神経や血管（歯髄）まで感染が及んでいることがあり、根管治療が必要な場合があります。根管治療とは、歯の内部深くに入った細菌を除去し、痛みや腫れなどの症状を取り除く治療であり、抜髄、感染根管治療、歯内療法外科などの治療法があります。削り取った歯の中のスペースに残存する細菌を殺すため消毒液を使用するのですが、従来使用されてきたのがパラホルムアルデヒド（ホルマリンが脱水重合し固体化したもの）です。

▼根幹治療の例

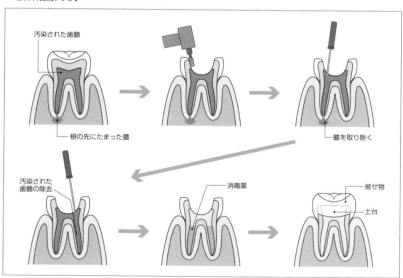

　ホルマリンは医学で多用されてきた薬品であり、解剖に使わせていただくご遺体の処理や病理標本作製のための固定液としていまも活躍しています。しかし、2008 (平成20) 年に特定化学物質障害予防規則 (特化則) の改訂により、労働環境内でヒトにとって安全な濃度以下にきちんと制限することが定められ、管理・保管の条件が厳しくなりました。理由は発がん性と抗原性 (アレルゲン性) が強いからです。また、シックハウス症候群でおなじみの過敏症を生じることも広く知られるようになり、建材や什器（じゅうき）など工業製品もホルマリンフリーの商材が主流になっています。

　局所鎮痛と収れん作用を得るために、パラホルムアルデヒドにジブカイン塩酸塩が配合されたパスタ状の薬剤が用いられます。日本では、消毒のほか齲歯で障害された神経を殺すために使用されており、実は米国では、危険性があるとしてかなり前 (20年以上前) から使用が中止されています。

　同様の薬効の製品でホルマリンクレゾール (FC) という薬剤もあり、これはいわゆる“歯医者さんのにおい”の源として知られています。

▼歯科治療

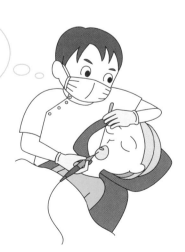

歯科治療でもアレルギーに気をつけなくてはならない。

　パラホルムアルデヒドによるアナフィラキシーは即時型アレルギー（IgEを介したアレルギー）であるものの、歯科で使用されたのちに発症するまで1時間〜半日程度かかることが特徴であり、そのタイミングの遅さからアレルゲンとして想定されず、別の薬剤が誘因だと誤診されてしまいます。疑いさえすれば、血液検査で簡単に特異的IgEを調べられ、パッチテストで診断に導くことが容易です。もし、直近で歯科受診をしている齲歯患者であれば、アナフィラキシーの誘因としてパラホルムアルデヒドの可能性も考慮してください。

◆ 隠れた敵、その2「ピロ亜硫酸ナトリウム」

　歯科で使用される薬剤に限らず医薬品は、工場から出荷されて実際に使用されるまでの期間に腐ったり変性したりしないよう、種々の成分が添加されています。歯科麻酔薬の中にもピロ亜硫酸ナトリウムという添加物が入っていることがあり、それによるアレルギーでアナフィラキシーになることが報告されています。

　ワクチン接種後のアナフィラキシーの誘因の1つも、同様に添加物によるものです。製品としての成り立ちでは添加物は脇役ですが、「添加物もアレルギーの誘因として悪さをする可能性がある」ということを常に念頭に置いておかないと、正しい診断は絶対にできません。また、その成分を単体で取得することは困難であり、検査できる施設が限られていることも課題です。

◆ 隠れた敵はほかにも！

　ややこしくなるので本節ではこれまで触れてこなかったのですが、実は「歯科治療時のアナフィラキシーは真のアレルギーでないことが多い」とする報告があります。つまり、恐怖による迷走神経反射やヒステリー発作、過呼吸症候群のような病態です。

　また、即時型アレルギーとしての症状は軽微なのですが、外科的侵襲やストレス、恐怖心、NSAIDsなどの増強因子が加わることで発症の閾値が下がり、かつ発症時の病状が重くなりやすいです。

　また、一部の薬物や治療に用いる物品がアジュバントとして作用し、麻酔薬の感作やアレルギー反応を生じやすくしている可能性を指摘する報告もあります。

　いつも実践できるとは限りませんが、歯科受診やワクチン接種は体調の悪いときには避けるよう心がけ、受診・接種時には心配ならば横になるか、背もたれが少し倒れた状態で処置や注射を受けるよう、患者にアドバイスしています。仮に薬物アレルギーが疑われて検査をしたとしても、時間がかかる割に正診率はさほど高くありません。持病の治療は続くのであって、安全・安心に治療を受けてもらえる環境を提供し、厳重なモニタリング下で行うことを、患者には併せて説明するようにしています。

◀ワクチン接種

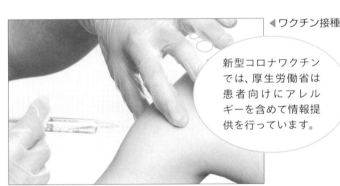

新型コロナワクチンでは、厚生労働省は患者向けにアレルギーを含めて情報提供を行っています。

●参考資料
・岡大五 他，ホルムアルデヒド含有歯根管治療剤による即時型アレルギー，日本皮膚免疫アレルギー学会雑誌，2018年1巻3号 p. 213-218
・西條英人 他，歯科用キシロカイン中に含まれるピロ亜硫酸ナトリウムによるアナフィラキシーショックの1例，日本口腔外科学会雑誌，2003年49巻3号 p. 237-240

9 夫婦の営みも命がけ…。
精液（精漿）アレルギー

（著：能條）

◆この痒さ…あいつ（夫／彼氏）のせい？

「あなたとセッ〇スすると、痒（かゆ）くなるのよね……」

　このひと言を言える女性は、果たして日本人にいるのでしょうか？ 多くの女性はまず、「セッ〇ス＋痒い」でグーグル検索するでしょう。すると、コンマ数秒ではじき出された検索結果には「**性感染症**」とデカデカと書かれています。実際に9割以上のWebサイトが性感染症について書いており、「性感染症を疑うため検査を推奨する」という内容のクリニックのホームページをたくさん見かけます。こんな検索結果を目にした女性は、夫や彼氏の浮気が頭をよぎるかもしれません。

　「いやいや……私の考えすぎだ……」と思い直してさらに10分ほど調べると、女性疾患のプロフェッショナル（と思われる人）が細かく解説しているサイトにたどり着きます。

　これらのサイトでは痒みの原因として、①過剰なスキンケア、②石鹸やナプキンや下着の接触で膣の粘膜が炎症を起こしている、最後に③性感染症の可能性がある、と記載され、「性感染症の懸念がある場合は婦人科に行くように」と勧めています。

　①と②に心あたりがない女性はこう思うかもしれません。

「あいつ（夫／彼氏）のせいだ……」

　女性の読者の皆さんは、このような流れでパートナーを疑った経験をお持ちでしょうか？　男性の浮気率は諸所のWebサイトでは20〜30％と書かれています。

64

　本書では、その痒みの原因が男性の浮気（性病）である可能性については いったん置いておきます。その痒みの原因、実は**精液（精漿）アレルギー**という可能性はないでしょうか？　読者のパートナーをかばうつもりはありませんが、パートナーに浮気の疑いを持つ女性、疑いを持たれる男性の助けになればと思いつつ、精液（精漿）アレルギーについて説明していきます。

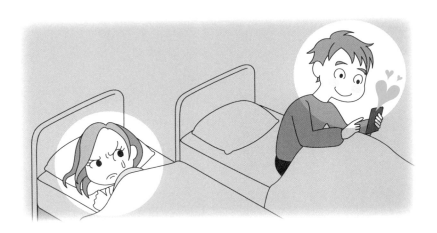

◆そもそも精液（精漿）アレルギーってなんぞや

　精液（精漿）アレルギーとは、そのものズバリ、精漿（精液の液体部分）に含まれるタンパク質に対するアレルギーです。軽症であれば局所的な陰部搔痒感のみであり、重症になれば全身性の蕁麻疹や消化管・循環症状などの幅広い症状を生じます。「全身症状がないためアレルギーではない」という意見もありますが、陰部搔痒感だけでも立派なアレルギーであり、精液アレルギーが鑑別されます。

　「私、いままでアレルギーになんてなったことはないし、
　こんなおかしなアレルギーになるわけないと思います！」

　こんな声が聞こえてきそうです。そのとおり。こんなのは珍妙なアレルギーに思えます。実際、ネットで検索すると、精液アレルギーは奇妙で稀なアレルギーだとするネット記事が散見されます。残念ながら、これは日本の多くの医師の見解です。陰部掻痒感で受診した患者に対して、ほとんどの婦人科医師は精液アレルギーの可能性を考慮せず、患者自身はそもそもこういったアレルギーの存在すら知らないでしょう。海外ではSeminal Plasma Allergy（精漿アレルギー）のWebサイトに詳しく書かれていますが、日本では接触性皮膚炎や陰部掻痒症、外陰部炎などを扱う多くの文献、書籍、ガイドラインの中で、精液アレルギーについて十分に解説したものは見当たりません。そんな中、世界アレルギー機構（WAO＊）が2020年10月に発刊したガイドライン「World Allergy Organization Anaphylaxis Guidance 2020」と日本における「アナフィラキシーガイドライン2022」で、精液アレルギーがより目立つ表現に改訂されました。

　「精液アレルギーって、稀な疾患として紹介されているのでは？」

　いやいや。食物アレルギー、薬物アレルギー、虫アレルギーなどなど、8項目ある主要アレルギーの1つとして精液アレルギーが取り上げられています。1950年代に初めて報告されて以来、毎年報告はされているものの、世界的な疫学・統計はまだはっきりとはしていません。そんな中、米国で陰部掻痒感を呈する患者にアンケートをとったところ、米国だけでも精液アレルギーの患者が4万例程度もいる可能性が浮上したのです。

＊**WAO**　World Allergy Organization の略。

▼ Seminal Plasma AllergyのWebサイト

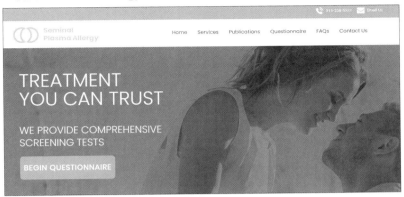

精液アレルギーの専門家といったら、シンシナティ大学のバーンスタイン兄弟（名誉教授のデビッド博士と現教授のジョナサン博士）です。Webサイトで世界中から精液アレルギーを疑う患者をかき集め、疫学から治療まであらゆることをしています。関連のあらゆる論文・教科書のうち、関与していないものは存在しないというレベルです。
（http://www.seminalplasmaallergy.org/）

▼ World Allergy Organization Anaphylaxis Guidance 2020で「精液アレルギー」 が登場

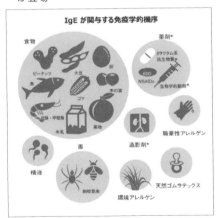

左下に精液（seminal fluid）が記載されています。世界アレルギー機構（WAO）が発刊した世界的なアレルギーのガイドラインであるWorld Allergy Organization Anaphylaxis Guidance 2020と、それの和訳版の「アナフィラキシーガイドライン2022」。これまでのガイドラインは、実情との乖離（かいり）もあり、小首をかしげる内容が多いものでした。今回のガイドラインでは、より臨床的・実践的な内容に刷新されました。簡易化された日本語版はネットで無料で閲覧できます。ぜひ、患者の皆さんに読んでほしい内容です。(https://www.jsaweb.jp/uploads/files/Web_AnaGL_2022_0914.pdf)

◆どういう場合に精液アレルギーを疑うべきか？

　陰部掻痒感を自覚したとき、多くの人は婦人科外来を受診します。婦人科外来において、陰部掻痒症は外陰部疾患の最も多い症状の1つです。原因としては、約半数が感染症を伴い、そのほかでは心因性または原因不明の場合が多いとされています。まず腟炎などの感染を精査し、感染を疑うような帯下（おりもの）・培養検査が陰性なら、対症療法（抗炎症薬の外用ステロイド軟膏と保湿薬のヘパリン類似物質、抗アレルギー薬の抗ヒスタミン薬）で様子を見ることが多いです。

　それで改善しない難治性の場合は、ナプキン、石鹸、オイルなどによる接触性皮膚炎を疑い、皮膚を清潔に保ち、接触するものの精査と制限を行います。一般的な原因に心あたりがない場合は、心因性や汗疹（あせも）の可能性を考え、経過観察または対症療法のみとする場合も多いです。

▼外陰部への刺激物とアレルゲン

化学的刺激	物理的刺激	アレルゲン
汗 腟分泌物 尿 石鹸、ジェル、入浴剤、　バブルバス 殺菌消毒剤、ティーツリーオイル 灌水、香水 殺精子剤 医薬品（特に抗真菌薬） 脱毛クリーム 精子	衛生パッド タンポンのひも きつい衣服 合成繊維下着 トイレットペーパー 過度な洗浄 毛剃り、毛抜き 長時間の座位	麻酔薬（ベンゾカイン） 抗生物質（ネオマイシンほか） 保存料・防腐剤（エチレンジアミン、ラノリン、プロピレングリコール、クロールクレゾール、パラベン） 避妊具（コンドーム、殺精子剤、女性用ペッサリー） 衣服（染料） 化粧品（香水、脱臭剤） 衛生用品（ナプキン） 抗真菌剤 精子

　近年は、婦人科学会でもアレルギー学会でも、精液アレルギーの症例が毎年報告されています。臨床医の間でも精液アレルギーの認知度が高まり、鑑別の上位にあがってきたものの、まだマイナー疾患の扱いを受けています。患者本人から性交渉との関連性の訴えがあっても、たいていは接触性皮膚炎が鑑別にあがり、医療者側から精液アレルギーを疑った問診はされないことも多いです。もちろん、精液アレルギーが医療者に広く認知されることは重要ですが、患者にとっても、精液アレルギーというものがあることを認識しておく必要はあるでしょう。

　疑うポイントは、「コンドームのない性交渉から30分以内にアレルギー症状が誘発され、コンドームの使用で症状が誘発されなくなること」とされています。確定診断には精液の皮膚テスト（プリックテスト）が必要ですが、臨床医の認識はまだまだ乏しく、精液アレルギーに対応できるクリニックは少ないです。患者本人がこの病気の可能性を念頭に置き、最寄りの都道府県アレルギー疾患医療拠点病院や中心拠点病院に連絡し、精液アレルギーの対応が可能かどうか確認した上で受診することをおすすめします。アレルギーポータルというWebサイトで調べるのもいいでしょう。もちろん、わが昭和大学病院の呼吸器・アレルギー内科を受診していただいてもOKです。

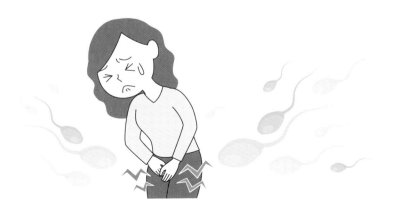

◆夫婦の営みも命がけ

　精液アレルギーは、その症状の強弱を問わず、精液が腟に接触することで発症します。つまり、妊娠のための性交渉によりアレルギー症状が引き起こされます。症状が局所の陰部掻痒感や疼痛などの軽症アレルギーであれば、抗ヒスタミン薬などでの対症療法により、正常妊娠が可能です。しかし、全身症状（蕁麻疹、腹部症状、循環症状、アナフィラキシー）があるとなると話は別です。愛の営みがとたんに命のやり取りになってしまいます。アナフィラキシーを生じた症例では、妊娠のために2つの選択肢が与えられます。体外受精と減感作療法です。

①体外受精

　精液の曝露がアナフィラキシーを起こすのであれば、性交渉ではコンドームの使用を徹底し、妊娠は体外受精で行います。もちろん、性交渉の際にはコンドームをきちんとしなければ、アレルギー症状の予防はできません。体外受精は自然分娩より費用がかさむ、という問題もあります。

②減感作療法

　詳細は第3章11節（➡p.87）を見てもらいたいのですが、簡単にいうと"忍者がごく少量ずつ毒を飲んで慣らしていく"ようなものです。皮下もしくは経腟的に、ごく少量のアレルゲン（精液）を週3回以上定期的に接種することによって治療する方法です。

　この治療方法はなかなかハードです。治療効果の維持のためには、週3回のペースで病院を受診して精液の注射をするか、週3回の性交渉（経腟的な精液の投与）をする必要があります。経腟的に行うのであれば、妊娠する可能性があります。性交渉がコミュニケーション並みに重要な欧米人には、この治療法を希望する患者が多いです。日本ではこの治療を希望する患者は少ないですが、施行できる病院はさらに少ないです。

　オーラルセックスでも口腔粘膜や口周囲の皮膚に同様のアレルギー症状が生じる可能性や、アナフィラキシーを発症する可能性がありますので、注意が必要です。

▼重症化因子

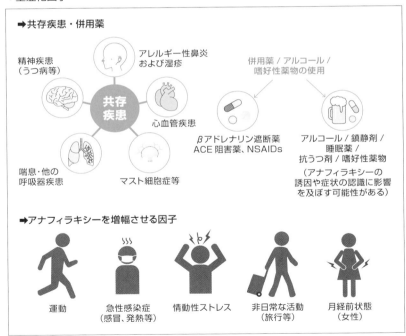

➡共存疾患・併用薬

精神疾患
（うつ病等）

アレルギー性鼻炎
および湿疹

併用薬 / アルコール /
嗜好性薬物の使用

共存
疾患

心血管疾患

βアドレナリン遮断薬
ACE阻害薬、NSAIDs

アルコール / 鎮静剤 /
睡眠薬 /
抗うつ剤 / 嗜好性薬物
（アナフィラキシーの
誘因や症状の認識に影響
を及ぼす可能性がある）

喘息・他の
呼吸器疾患

マスト細胞症等

➡アナフィラキシーを増幅させる因子

運動

急性感染症
（感冒、発熱等）

情動性ストレス

非日常な活動
（旅行等）

月経前状態
（女性）

アナフィラキシーを増幅する因子として、治療薬、飲酒、運動、急性感染症、精神的ストレス、日々の生活と異なる行動（旅行など）、月経前が挙げられます。

　ここまで、重症患者について述べてきましたが、軽症患者も油断はできません。アレルギーは**Co-factor**[*]（重症化因子）が重なることで軽症患者も重症化する可能性があります。飲酒、運動、生理、薬剤（痛み止め等）、風呂、ストレス、発熱／感染症などがCo-factorになり得ます。すべて、性交渉をするときに重なり得る因子でしょう。精液アレルギーを疑う場合、軽症だからといって様子を見るのはおすすめできません。今後の増悪リスクがある上に、しっかりとCo-factorを認識・管理することが必要だからです。

◆まとめ

　最後に改めて強調しますが、精液アレルギーという稀ではないアレルギーが存在する。ということを忘れないでください。このような患者がアレルギー科（というよりも筆者）に紹介にされる場合は、婦人科で精液アレルギーを疑われないと始まりません。婦人科での精液アレルギーの認知度向上も大事ですが、患者自身が精液アレルギーの存在を認識して、医師に精液アレルギーの可能性を疑われることが重要です。なんでしたら、読者のどなたかがFacebookやTwitterなどのソーシャルメディアで情報を拡散してくだされば幸いです。以下は、筆者が患者の皆さんによく話している言葉です。

「私が1人の患者さんを治療・指導するよりも、
患者さんが周囲の方たちに喧伝（けんでん）してくださるほうが、ずっと患者さんのためになる」

---

[*]**Co-factor**　運動や飲酒、感冒、月経前状態など、アレルギー症状を誘発したり、症状を重篤化しやすいことが知られている増強因子（増幅因子）のこと。

●参考資料
・Seminal Plasma Allergy HP（http://www.seminalplasmaallergy.org/）
・アレルギーポータル HP（https://allergyportal.jp/facility/）
・World Allergy Organization Anaphylaxis Guidance 2020
　Cardona et al. *World Allergy Organization Journal* 2020; 13: 100472.

第  章

アレルギーの社会学

⑩ 重症のアレルギーがあると大学や会社に入れてもらえない？（そんな理不尽はまかり通るのか？）

（著：鈴木）

◆就学・就業における不当な判断も… アレルギー持ちなら免責？

　以前、筆者の患者で、重度の食物アレルギーを理由にＢ大学への入学を取り消された若者（Ａ君）がいました。Ａ君は在籍していた高校からの推薦状と考査（試験）の結果、見事に「合格」でした。にもかかわらず、入学直前の3月になって一転、「合格取り消し」の通知が届いたのです。突然の"桜散る"……。医師として、まったく初めての経験であり、衝撃的な事案でした。調べたところ、Ｂ大学の入試要項どころか校則や就学規定にも「食物アレルギーがあったら学生生活は続けられない」などの文言はありませんでした。筆者は、怒りを通り越してあきれてしまいました。

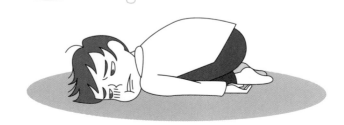

アレルギーが原因で大学合格を取り消されれば、大きな精神的苦痛を被ることは想像に難くない。

　これは人権侵害以外の何物でもありません。「どう考えてもあり得ないことだ」とＡ君のご両親に伝え、さっそく卒業高校の進路指導担当の先生を通じてＢ大学に相談してもらいました。しかし、「決定は覆らない」とまったく埒が明かず、弁護士を雇って交渉することになりました。Ａ君には中学生のときにアナフィラキシーを生じる食物アレルギーの既往歴があったのは事実です。しかし、筆者が食物アレルギーの原因は「食料品Ｘ」だと診断し、食料品Ｘを完全除去することにより、高校の3年間にアレルギー症状が再発することは一度もありませんでした。

　筆者も弁護士と協議を重ね、就学可能である旨を記載した診断書を何度も発行してきましたが、10月を過ぎてもＢ大学からは音沙汰がありませんでした。本来、入学してキャンパスライフが始まるはずだった4月から約半年も過ぎていました……。Ｂ大学一本で勉強してきたＡ君は、センター試験や他大学の入試を受けていなかったため、自動的に受験浪人となり、予備校に通う日々を過ごしていました。こんな理不尽がまかり通ってもよいのでしょうか？　筆者は憤りを感じました。

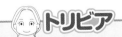

アレルギーで交通事故？　そんなことってある？

　自動車やバイクの運転中に気をつけなければならないのは注意の散漫です。2017年4月、愛知県某市で花粉症によるくしゃみをきっかけにした衝突事故により、3人が死傷しました。もし時速60㎞で自動車走行中に、くしゃみでドライバーの視界が1秒間遮られたら、約16メートルも前進します。涙や鼻汁で視界や集中力が削がれる可能性もあります。さらに治療薬の抗ヒスタミン薬による眠気についても注意が必要です。

◆病気があると就職・進学できない？

　かつては日本でも、持病があると就職に不利だったことがあったそうです。公にはされておらず、いわゆる"闇"ですが、出身大学によって内定の基準に差をつける「学歴フィルター」と同様に、「持病歴フィルター」を課していた企業があったのです。言い換えれば、病気を理由に就活生を差別していたのです。

　日本国憲法が定める「職業選択の自由」を守るためには、「就職の機会均等」が守られている必要があります。そのためには、本人の適性と能力のみを基準とした「公正な採用選考」を企業側が徹底しなければなりません。ウイルス性肝炎やてんかん、色覚異常、アトピー性皮膚炎などを理由に就職できなかった事例があり、指導する官公庁は企業に注意を呼びかけています。そもそも、応募者に既往歴を確認することや、健康状態を理由に不採用とすることは望ましくないとされています。近年は、「健康欄」や持病の記載スペースのないエントリーシートや履歴書が広く採用されています。かつては多くの企業が入社試験の一環として健康診断を実施していました。いまでも一部の企業は就活生に対し、在学中の健康診断結果の提出を求めています。これはルール違反、モラルからの逸脱ではないのでしょうか？原則として、応募者の「業務に関連する適性やスキル」によって採用の是非を判断するべきですが、身体的負荷や業務上の危険を伴う業種の企業では、社員の健康や安全を守る義務もあるため、やむを得ず実施しているようです。ただし、その場合においても「健康診断の結果を採用の基準にするべきではない」というのが近年のコンセンサスです。

　大学入試ではどうでしょうか？　センシティブな内容であるがゆえ、大学も受験生も明らかにしないことが多いのですが、2011年に某国立大学医学部の入学試験で、学科試験では90％以上の高得点だったにもかかわらず、面接試験で持病のことを明かしたところ不合格となり、ニュースで取り上げられた事例がありました。この学生には起立性調節障害があり、高校の授業を休みがちで、高卒認定試験を経て受験までこぎ着けていました。これについて大学サイドは「高校に通った期間が不十分」という判断を下したそうです。

　先に述べたA君は、通常の推薦入試の手順に則り、学校からの推薦状、成績証明書、履歴書などすべての指定書類を提出し、課された考査を通過し、合格証書を受け取っていました。履歴書には喘息と食物アレルギーについて治療中であることを明記していました。それでも「合格取り消し」となりました。振り返ってみると、上記の医学部の事案と類似しています。A君が受験した大学はある職種に就くための訓練学校であり、弁護士によれば、「将来、安全にその職種の業務に従事できるのか？」が交渉の争点であったそうです。しかし、食物アレルギーを持つという理由で職業選択の自由が制限されていいものでしょうか？

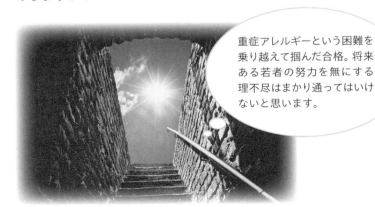

重症アレルギーという困難を乗り越えて掴んだ合格。将来ある若者の努力を無にする理不尽はまかり通ってはいけないと思います。

◆ 障害者の職業選択の幅を狭めてはいけない

障害者（近年では障がい者と表記されることも）には、ケガや麻痺などによる運動障害に加えて、見た目ではわからない身体内部の障害（心臓、肺、腎臓、膀胱、大腸、小腸、肝臓、免疫機能、精神障害など）も含まれます。最近では、様々なサイン（ヘルプマーク）を呈示できるようになり、電車やバスで席を譲る際にわかりやすくなりました。職場では、障害のある労働者のために雇い主は様々な配慮をしなければなりません。これは義務なのです。**ノーマライゼーション**※と呼ばれ、障害者の自立と社会参加を目指し、教育機関や医療・保健福祉機関、公的施設だけでなく、一般企業も連携して障害者の支援を推進することが不可欠です。

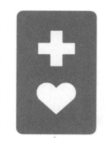 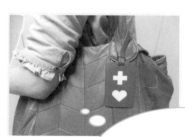

◀ヘルプマーク

義足・人工関節の使用や内部障害、精神障害などで、援助や配慮を必要としている人を示します。

日本では1960年に「身体障害者雇用促進法」が成立し、1987年に「障害者雇用促進法」に改名され、対象となる疾患や障害が拡充されました。米国では1990年に障害のある米国人のための法律、英国では1995年に障害者差別禁止法、次いで2010年に平等法が制定されました。

※**ノーマライゼーション**　障害を持つ人もそうでない人も、同じ環境で、同じ条件で、家庭や地域で共に生活することを目指す、デンマーク発祥の理念のこと。

　英国では、平等法が定めている「保護対象となる障害」は、原文では impairment（インペアメント）と示され、通常の日常生活活動を遂行する能力に相当程度かつ長期の不利な影響を及ぼすものを指しています。具体的には、"インペアメント"、"長期的な影響"、"重度の傷"、"医学的取り扱いの影響"、"特定の医学的症状"、"判断された障害"、"進行性の症状"、そして"過去の障害"などが対象となり、アレルギー疾患、特に食物アレルギーもこれに該当します。当該の労働者に関する募集と選定、労働契約条件、昇進、ジョブトレーニング、解任などの事項で「保護」を提供することが、雇用者の義務として定められています。例えば、アナフィラキシーの既往があるラテックスアレルギー患者の従業員がいる場合、企業には、従業員が (a) 安全な機器を使用して作業し、(b) 安全な場所で作業し、(c) 安全な作業システムを確立することを保証しなければなりません。なぜなら、従業員が蕁麻疹やアナフィラキシーによって負傷するのを防ぐために合理的な措置を講じる義務があるからです。つまり、雇い入れた以上は、責任をもって従業員の安全に関する注意義務を履行すべきだということが、アレルギー疾患に関しても成立するのです。

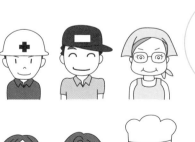

日本では、「職業選択の自由」は「表現の自由」、「信教の自由」と並び、すべての国民に認められている権利です。障害や疾病によって、権利を侵害されてはなりません。

　日本では、上記のような細かい規定はありませんが、雇用主が労働者の健康や安全を守ることは法律で定められており、アレルギー疾患に関しても同様です。

　職能訓練学校への受験でも同様です。入試の規定や校則に「重度のアレルギー疾患は受験対象者から除外する」などの明確な記載がなければ、入学を拒むことはできない、と医師の立場では考えます。ただ、実際に学生を受け入れ、その大切な生命を預かる教育機関や法律家の視点では、少し異なるのかもしれません。

◆ もしも、潜水艦乗りに食物アレルギーがあったら…？

　話は変わりますが、筆者の患者に、海産物に寄生するアニサキスのアレルギー（第1章2節➡p.14）で困っている人がいます。その人の職業は、潜水艦乗組員という特殊なものでした。狭い潜水艦内部で、所狭しと働いている隊員の様子をテレビの情報番組で見たことがあります。調理担当の隊員が1日3回の食事を用意しています。

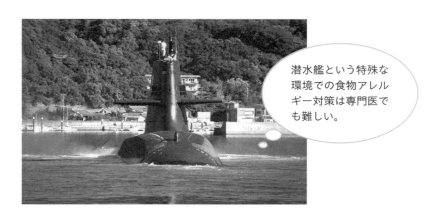

潜水艦という特殊な環境での食物アレルギー対策は専門医でも難しい。

＊**エピペン**　アドレナリン自己注射。アナフィラキシー症状の進行を一時的に緩和する。

　狭い潜水艦内部には、食卓の引き出しや食料庫が足元までびっしりあります。このような環境では作れる料理にも限りがあるだろうな、と思って見ていましたが、実際にはなかなかのレパートリー数でした。

　その患者が言うには、数多くの隊員がいる中で、アレルギーのある者のための食材を別途揃えるのは難しいため、出されたものの中で自分が食べられるものを選んで食べているそうです。万が一、業務時間内にアナフィラキシーになった場合、**エピペン**[*]などの応急処置に加え、救護船への乗り換えのため潜水艦を急浮上させなければなりません。この患者さんによれば、周りの隊員に心配と迷惑をかけないか不安だとのことです。わが国を守るという重要な任務に就いている人ならではの苦悩であり、医師としてどうアドバイスすべきか、いつも悩んでいます。

◆ 後日談：A 君のその後

　A君は自宅と予備校で翌年の大学受験に向けて一生懸命に勉強を頑張っていました。同じ年の12月にB大学から返事が届き、「Aの入学を認める」とのこと。それまでに筆者が書いた診断書は10通以上で、A君・B大学双方の弁護士とのやり取りなどもあり、なかなかタフな業務でしたが、医師としてこんなに嬉しいことはありませんでした。A君が希望の仕事に就いて元気に活躍してくれていたら、と願うばかりです。

●参考資料
・anaphylaxis UK HP（https://www.anaphylaxis.org.uk/）
・杉山有沙. 1995 年障害者差別禁止法（DDA）から 2010 年平等法に引き継がれたもの―平等法制定の際に行われた DDA に対する総括的評価を参考に. 社学研論集. 21, 2013: 161-176

(11) 重症食物アレルギーがあった 子供が、食物アレルギー専門医に なった訳

（著：能條）

◆ 吾輩はアレルギーである。

「私は食物アレルギーです。この病院のどの患者さんよりも重いです」

筆者（能條）が患者に食物アレルギーの説明をするときの枕ことばです。食物アレルギー患者は、急に食生活の変更を余儀なくされ（たいていは皮肉にも好物を禁じられてしまう）、命の危機の可能性（アナフィラキシーのリスク）を初対面の医師から唐突に告げられて、不信感を抱くことが多いです。そんな中、このひと言で患者の筆者への信頼感が変わるのを毎回実感しています。

いまでこそ、アレルギー患者に御高説（？）を説いている筆者ですが、そんな筆者は生後2か月の頃、泣きわめいていたところ、祖母にスルメイカを口に突っ込まれてアナフィラキシーショックを発症しました。その後、アトピー性皮膚炎、気管支喘息、食物アレルギー（卵、乳、小麦、米、大豆、ゴマ、落花生、ナッツ、ソバ、エビ、カニ、イカ、サケ、バナナ、山芋、桃、マツタケ、オレンジ、牛肉、鶏肉、豚肉、……）を発症し、経口減感作療法と喘息管理のため、6歳までで累計1000日以上の入院療法を行ってきた、ガチガチの患者だったのです。

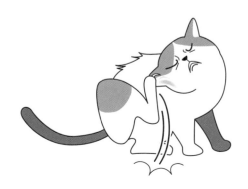

　まだ、食物アレルギーという概念があいまいだった1990年代、生後数か月から重度の食物アレルギー症状、喘息発作を繰り返し、命を落としかけた回数は両手で数えきれません。そんな筆者を親身になって助け、指導・説教してくれたのは、国立相模原病院の故・飯倉洋治先生をはじめとした多くの先生方でした。超長期の入院を続け、アレルギーに対しての知識を身につけ、徐々に症状が安定し、今度は自身がアレルギー内科医師として患者さんを助け、指導・説教にあたることができています。改めて、アレルギーに尽力されている医療関係者の方々に深い感謝の念を抱くと共に、ひとりのアレルギー患者として、ひとりの医者として、患者さんと一緒に歩み、治していくことができる医者であろうと思います。

◘ どこで生れたか頓と見当がつかぬ。

　なんでも薄暗いじめじめした病院でニャーニャー泣いていたことだけは記憶しています。筆者が物心ついた頃の記憶は、ほとんどすべてが病院の記憶です。

　病室で目を覚ますと、
　自分をスッポリ覆うサイズのビニールのテントと
　天井から降り注ぐ喘息の吸入液。
　ビニールの外に母親がいて、起きているのか寝ているのか
　わからない私に
　本を朗読してくれているのを見て涙が出た。
　週1の家族面会、帰っていく家族を見て、
　病院の扉を叩きながら泣いていた。
　一時退院の日、久々の家族との談話、
　楽しみではしゃぎ回り喘息発作、即日病院に舞い戻り入院続行……

　トラウマばかりです。いまでこそ死亡例がほとんどなくなったアレルギー疾患ですが、筆者が生まれた1990年代にはアレルギーの治療法がまだ確立しておらず、喘息に対する吸入ステロイドやアナフィラキシーの治療法などは何もありませんでした。それこそバタバタと人が死んでいきました。

　物心がついて、周りの元気な人を見て思ったのは、「病気ってなんて理不尽なのだろう。アレルギーなんて撲滅してやる」という病気への復讐心（ふくしゅうしん）だったと思います。実際、病気をどれだけ恨んだことでしょうか。小学校に入るまで入院していたので幼稚園にも満足に通えず、家族にすらほとんど会うことができなかったのですから。

幼児期を過ごした病院のベッドは、四六時中、分厚いビニールの天幕で覆われていました。まさしく、治療用のケージに入れられた猫のようでした。

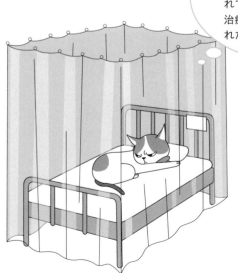

◆吾輩はここで初めて医者というものを知った。

　そんな筆者にとって、医者は憎い存在でしょうか？　いえ、違います。筆者を子供の頃から診てくださった先生方には、それこそ父親のようにいろいろと面倒を見てもらっていました。「どこそこに行った」、「あれが楽しかった」など、日常のことはなんでも話せたし、相談もできました。嬉しそうに話を聞いてくれました。つらいことや不満なことも聞いてくれたし、一緒に悲しそうにもしてくれました。駄目なことは親子ともども叱ってくれました。いや、本当にかなり叱られました。多くの医療関係者に助けてもらった中で、筆者が医者になろうと思ったのは飯倉先生に"憧れて"です。物心がついてから多くを学ばせてもらいました。あれだけ患者に寄り添ってくれたお医者さんはいませんでした。筆者のカルテの記載内容は、どうやら筆者と交わした雑談がほとんどだったらしいです。医者になって知りましたが、指導の際は患者に対してだけではなく、医者に対しても怒号がよく飛んでいたらしいです。あの怒声についていけなかった患者もいるそうですが、あれだけ熱意をもって、愛をもって患者を診てくれた先生には感謝してもしきれません。筆者にとっての医師像とは「なんでも相談できるお父さん」のような存在であり、こういう医者になりたいという"憧れ"が筆者の原動力になりました。いまでもアレルギー患者として医者として、「患者と共に歩んでいける医者」が筆者の夢です。

　アレルギー患者は心配なことが多いです。なぜなら、命に直結する地雷が多いからです。アレルギー外来をやっていると、急に重いことを言われて半信半疑な人もいれば、いくつもの心配事を抱えてきている人も多いです。矢継ぎ早に質問を飛ばしてきて、なんとかしようと奮闘する人もいます。外来の患者1人に使える時間は多くても10～20分程度であり、その場ですべての疑問に答えることはできません。しかし、患者の苦痛は誰よりも理解しているつもりです。

　そんな患者さんに伝えたいのは、アレルギーは基本的には治らない
か、治るまでに非常に時間がかかる病気だということです。疑問は山
ほどあるでしょうし、心配事も山ほどあるでしょう。しかし、命に直
結する問題と気を付けるべきことは10〜20分で説明できます。重要
なのは、気を付けるべきことを心と体に時間をかけて徐々に覚え込
ませていくことです。重要なことは何度でも説明しますし、外来のた
びに徐々に疑問に答えていきます。改めてですが、アレルギーとは基
本的に一生涯の付き合いです。苦沙弥家（「吾輩は猫である」より）の
猫も言っています。「3寸の手足」でもがいても疲れるだけです。長い
人生、多少は力を抜いて気長にいくことも大事です。

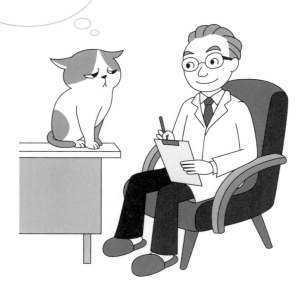

焦ってもしょうがない。
気長に付き合っていこ
う……！

◀▶アレルギーはまだ治っていない

　(自身の)アレルギーを見続けて30年と少しです。喘息、食物アレルギー、蕁麻疹、アトピー……多くのアレルギーを持ちつつ、鈴木慎太郎准教授(診療科長補佐)の下でアレルギー診療を本格的に始めた筆者ですが、筆者のアレルギーはいまだに根治していません。一部のアレルギー(蕁麻疹、アトピー)は緩解しましたが、食物アレルギーと喘息はまだまだ現役です。筆者にとって食物アレルギーとは、耐性を獲得して食品の摂取が可能となることを祈りつつ、わずかなアレルゲンの混入でアナフィラキシーなどの即時反応が誘発される事態におびえ続ける存在でした。

　最近になり、この考えも変わりつつあります。食物アレルギーの治療方法です。口から食べたらアレルギーは治ります。アレルギー業界で徐々に広まり始めた経口減感作療法です。しかし、筆者は子供の頃から知っていました。飯倉先生が教えてくださり、実際にもやらされました。これがアレルギーを治す道である、と。小麦・大豆・米などなど、様々なアレルギーを持っていた筆者は、長期間の入院の間この治療を受けて、当初よりは改善が見られました。

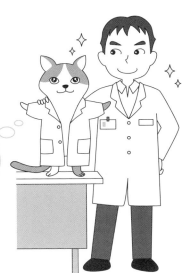

「アレルギーを撲滅したい」という強い想いが医師を目指す原動力になった。

　経口減感作療法。簡単にいえば、アレルギー反応を起こす食べ物などを少量ずつ食べていき、体に慣れさせるという治療です。アレルギー反応を起こす食物を与えるのです。アナフィラキシーなど重症のアレルギー反応を起こすリスクも高く、施行するには患者に十分な知識が必要ですし、管理する側としても、専門の医師に十分な説明をする時間と何か起こったときに即応できるような余裕が必要です。しかし、アナフィラキシーのリスクが低い花粉やダニとは異なり、食物アレルギーの減感作療法は小児にしか保険適応されていない上に、食物に対する永続的耐性を獲得することが困難であることが判明しています。つまり、採算がとれない上に、リスクがあり、マンパワーがとられ、完璧に治すこともできません。そのため、ほとんどの病院で実施できない治療法なのです。

◀▶アレルギー治療に光明

　そんな、リスクがあってマンパワーもとられる減感作療法に、光明が差しています。それは、抗IgE抗体療法をはじめとする抗体治療の併用です。

　まず、アレルギー反応について簡単に説明しましょう。小麦アレルギー患者が小麦を食べることで、小麦だけに反応するIgE抗体が小麦アレルゲンにくっつき、さらにそのIgE抗体がマスト細胞（肥満細胞）にくっつくことでアレルギー反応を起こします。抗IgE抗体療法は、IgE抗体を阻害することでマスト細胞が反応するのをブロックし、アレルギー反応を食い止める治療法なのです。つまり、減感作療法と抗IgE抗体療法を併用することで、経口摂取したアレルゲン物質に対するアレルギー反応はしっかり抑えつつ、減感作（アレルギーに慣れていく／治す）もしっかりとできるのです。

いまでこそ、抗IgE抗体療法は難治性の喘息や副鼻腔炎にしか保険適応されていませんが、今後、この抗IgE抗体療法の併用が普及することで、食物アレルギーの治療は、「アレルゲンを摂取しない」のではなく、「むしろ、食べて直そう！」という方向に変わっていくと思われます。

「アレルギーなんて撲滅してやる」

幼いときから抱いていた筆者の小さな復讐心。この筆者が生きている時代に、アレルギーを撲滅できるかもしれません。昭和大学にはこんな医者がいるのです。ひとりのアレルギー患者として、ひとりの医者として、これからも患者と一緒に歩み、治していきましょう。この時代に生きていられることに感謝。

▼抗IgE抗体療法の仕組み（治療薬オマリズマブの作用機序）

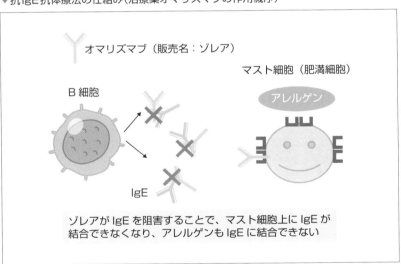

オマリズマブ（販売名：ゾレア）

マスト細胞（肥満細胞）

B細胞

アレルゲン

IgE

ゾレアがIgEを阻害することで、マスト細胞上にIgEが結合できなくなり、アレルゲンもIgEに結合できない

●参考資料
・夏目漱石著，吾輩は猫である．
・斎藤博久著，追悼飯倉洋治先生を偲んで．アレルギー．2003;4:456-457.
・Wood RA et al.: A randomized, double-blind, placebo-controlled study of omalizumab combined with oral immunotherapy for the treatment of cow's milk allergy. *J Allergy Clin Immunol.* 2016; 137(4): 1103.

12 2月20日はアレルギーの日。日本人に関わりがある？

(著：鈴木)

◆この星の住民は記念日が大好きだ

　石坂公成博士は妻の照子博士と共に、世界で初めて免疫グロブリン（Ig *）E抗体（略称：IgE）を発見し、その成果を1966年2月20日に米国アレルギー学会で発表しました。日本アレルギー協会は、この2月20日を「アレルギーの日」と定めています（2月20日はほかに、旅券の日、歌舞伎の日、普通選挙の日でもある）。また、毎年2月17日から23日までの1週間を「アレルギー週間」とし、アレルギー疾患の知識の普及・啓発を目的に、全国各地で医療相談や講演会などを実施しています。ちなみに世界アレルギー機構は毎年5月3日を「（世界）喘息の日」（World Asthma Day）と定め、「アレルギー週間」（World Allergy Week）も毎年6月から7月にかけての1週間に設定されます。いずれも国際規模で、アレルギー疾患の周知や教育の推進を目的とした記念日・週間です。

　皆さんは、偉大な研究者であった石坂博士夫妻について耳にしたことはあるでしょうか？　IgEの発見は、アレルギーの歴史を変えたといっても過言ではありません。実はノーベル医学・生理学賞級の業績であり、全世界に石坂博士の名前が知られているのです。

誰しもカレンダーに記念日を記したことはあるでしょう。調べてみるとわかりますが、国内外を問わず、記念日はめちゃくちゃ多いです。この星の住人がいかに記念日好きであるか、よくわかります。

*Ig　Immunoglobulin の略。

3
アレルギーの社会学

◆AではなくE

筆者の好きなミステリー『すべてがFになる』で有名な作家、森博嗣先生の著作のタイトルのような見出しですが、石坂博士夫妻の業績の最も重要な点は、IgEを発見し、それが「アレルギーの病態に欠かせない宿主サイドの物質」であることを世界で初めて報告したことです。当時、アレルゲンが結合する免疫グロブリンはIgAだと考えられていました。しかし、石坂博士夫妻の熱心な研究により、アレルギー疾患に関わる最も重要な抗体はIgEであることが明らかにされました。つまり、AではなくEだったのです。IgEの"E"の意味は、この抗体がアレルギー性皮膚反応の一種である紅斑（Erythema）を惹起するということからだそうで、発見された順番（アルファベット順）ではありません。石坂博士夫妻の発見以前、アレルギーを引き起こす未解明の物質はレアギンという怪獣のような名前で呼ばれており、石坂博士夫妻の発見によりスマートな名前となり、かつ、我々大学の教員はひっかけ問題を作成しやすくなりました（例題：Ⅰ型アレルギーに関わる免疫グロブリンはどれでしょうか？　IgA、IgB、IgC、IgD、IgE）。

▼『すべてがFになる』表紙

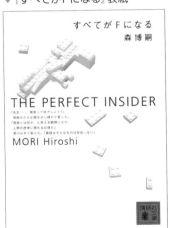

森博嗣先生の人気ミステリー小説。ドラマ化・アニメ化されているので、知っている人も多いでしょう。

『すべてがFになる　THE PERFECT INSIDER』
森博嗣 著（講談社文庫：講談社刊）

　もっと深い話をすれば、「1つのIgEがアレルゲンとくっつくだけでは反応は生じず、2個のIgEが結合して初めて生理学的活性を生じる」という事実がわかったことも重要です。夫妻の半生を振り返った石坂公成博士の著書でも、この世紀の大発見に至る経緯や日本と米国における血のにじむような努力、夫妻の理路整然とした考え方などが示されています。

▼免疫グロブリンの種類と構造

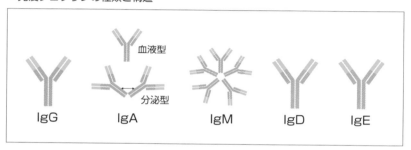

免疫グロブリンは、構造の違いによって5種類のクラスに大別されます。

◢◣ アレルギーの仕組み

　ダニや花粉のアレルゲンは、空気清浄機のCMなどでは常に悪者扱いです。しかし、アレルギー疾患のメカニズム上、必ずしもアレルゲンだけが悪いわけではありません。

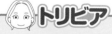

ダニアレルギー

　アレルゲンになるのは、生きているダニだけではありません。切片や死体、フンもすべてアレルゲンになりえます。現代の日本の住宅は高気密であり、ほどよい湿度や温度を好むダニにとって繁殖しやすい環境なのです。

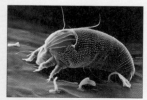

▲ダニ

　患者の体内に存在し、アレルゲンに結合する2個のIgEも、アレルゲン以上に重要です。つまり、アレルゲンとIgEは共犯ということです。しかも、2個のIgEが互いにくっつき合うこと（重合）が重要であり、それを引き寄せるのがアレルゲンだということも、石坂博士夫妻の研究でわかったのです。

　いまでは常識になっているこの事実は、当然の医学では非常識であり、学界ではレアギンの正体はIgAだという考えが主流でした。当時の常識を「違うそうじゃない」と高度な研究成果でひっくり返したところに、石坂博士夫妻の真骨頂が見受けられます。なんと、証明するために、実験動物（ウサギ）だけでなく、石坂公成博士自身の皮膚にもアレルゲンやアレルギー患者の血清を注射していたという……（注射したのは照子博士）。まさに、恐るべし。こうして、自己と非自己を識別している抗原抗体反応が、外界の異物から自分自身を保護する働きを示す一方で、アレルギーという、暴走反応のようなやっかいな病態の原因にもなっていることが、日本人の石坂博士夫妻によって示されたのです。

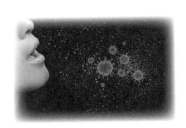

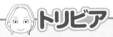

医学実験の歴史

　家族や自らを実験台にした医学者は他にも。例えば、江戸時代後期の医師である華岡青洲。彼は麻酔薬「痛仙散（麻沸散）」を完成させ、世界初の全身麻酔手術を実現しました。その痛仙散の開発のために、妻と母への人体実験が行われました。

◆石坂博士夫妻は世界が認めた "ノーベル賞候補"

　夫人の石坂照子博士も、素晴らしい業績を上げてきた凄腕女性研究者です。いまの東京女子医大を卒業したのち、国立予防衛生研究所（国立感染症研究所の前身）で血清の研究を行い、そこで知り合った公成博士とのちに結婚します。そして、公成博士と共に米国でIgEの研究に励んでいましたが、主たる研究テーマは抗原抗体反応に関わる補体結合反応であり、それらの業績から米国初の日本人女性教授（ジョンズ・ホプキンス大学）に就任しています。アレルギーの基礎研究と臨床応用に大きく貢献しました。こうした功績から、石坂博士夫妻は生前、ノーベル賞候補だと何度もいわれていました。お二人の研究したラボが米国にあった（ジョンズ・ホプキンス大学、ラホイヤ研究所）ことなども勘案すれば、まったく非の打ちどころがない状況でしたが、なぜかノーベル賞受賞とはなりませんでした。

　1967年にスウェーデンのウプサラ大学のS. G. O. Johanssonと Hans Bennichも石坂博士夫妻とは独立してIgEを発見していました。石坂博士夫妻の主たる研究の場であった米国では、研究に必要十分な量のIgEを患者血清から獲得できる機会が乏しかったのです。なぜなら、石坂博士夫妻が使用した主たる血清の持ち主はブタクサに対するアレルギー患者であり、花粉症で産生されるIgEだけでは繰り返しの実験に必要なだけの量が確保できなかったからです。一方、スウェーデンの研究グループでは、IgEを多量に産生するIgE骨髄腫の患者へのアプローチが容易で、ふんだんに研究に利用できる環境にあったことが、研究推進のよりどころとなっていました。

　そして、同じ内容の研究で受賞できるのは3人までというノーベル財団のならわしから、石坂公成・照子夫妻と Johansson 氏と Bennich 氏の4人が同時にノーベル賞を受賞することは実質不可能でした。ほかの候補者がノーベル賞発祥の地スウェーデンの人だったことも夫妻にとっては不利に働いたかもしれません。公成博士にだけ受賞が打診された際に、「夫妻一緒でなければそのような賞はいらない」と公成氏が受賞を断ったとされています。

　ちなみに筆者はスウェーデンに留学していた際に、ウプサラ大学を何度か訪れたことがあります。当地の研究者から「IgE の真の発見者は石坂博士夫妻であり、日本人として誇るべきだ」という声を何度も耳にしました。日本人医師として嬉しかった一方、相手をたたえるスウェーデン人も立派だと感じた記憶があります。

石坂博士夫妻は、力を合わせて偉業を成し遂げました。2月20日はいい科学者夫婦の日ともいわれます。

▼石坂博士夫妻

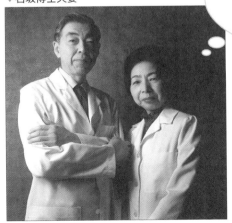

◆IgE が発見されていなかったら…

　医学を含む科学の世界でも、歴史と同様に「if（もしも）」は絵空事になってしまいますが、もしIgEが1966年に発見されていなかったらどうなっていたのでしょうか？　「すぐにほかの研究者が発見したさ」なんて意地悪はこの際は置いておきましょう。おそらくですが、現代でも未解明で奇病とされるプリオン病（例：クロイツフェルト・ヤコブ病）などと同様に体外から入ってくる異物とそれに対するヒト（宿主）の関係性が十分に解明されないまま、検査や治療薬の開発もままならなかったと思われます。現代に生きる我々は、アレルギー＝免疫系の病気、と即座に考えることができますが、1960〜70年代くらいまでは「さぼり病」だとか「よくわからない病気」と考えられており、差別の対象になっていたと聞きます。例えば、重度の食物アレルギーの患児がいたとして、「アレルギー反応が出やすい感作が成立している」と医師から診断されていれば、学校も対処に努めるでしょう。しかし、検査が未施行で「牛乳飲むと気分が悪くなるから、飲みたくないな〜」と毎日言っている子供は、「背が伸びなくなるから頑張って飲みなさい」と言われ続けます。「そんな理不尽な……」と感じるかもしれませんが、このように、当時は単なる好き嫌いだと思われてしまっていたのです。

▼「ハテナ」は科学の原動力

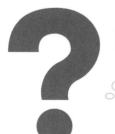

「身の回りのハテナを解明するのが科学」と息子の百科事典に書いてありました。科学とその一員である医学は絶えず進歩しています。次のエポックメーキングな発見が楽しみです。

　国内のほとんどの医療機関で実施可能な血液アレルギー検査、これは各アレルゲンに結合するIgE抗体の量を計測するものです。また、2009年から各種の重症アレルギー疾患の治療薬として日本でも利用されているオマリズマブ（販売名：ゾレア）は、まさに、そのIgEの働きを阻害する薬剤です。重症の花粉症、慢性特発性蕁麻疹、難治性喘息といった生産性や労働力が削がれる疾患の治療への同薬の貢献は計り知れません。これもまたIgEの発見からつながる大きな成果でしょう。近年では、IgE以外にもアレルギー疾患の発症や悪化につながる物質や仕組みが相次いで発見されていますが、時代を変えたIgE発見を超えるほどのエポックメーキングな発見はまだほとんどありません。

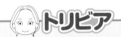

2月20日は何の日 Part2

　石坂博士夫妻の功績から「アレルギーの日」とされている2月20日。ほかには「旅券の日」でもあるそうです。1878年（明治11年）の同日に海外旅券規則が制定され、日本の法令上初めて「旅券（パスポート）」という用語が使用されたのが理由です。

　留学時代、海外の人と話すと、よく話題に出たのが「お前の国の旅券はどれだけ多くの国に渡航できる？」というネタ。海外留学中に近隣の国に観光し

たくても、自国の政治・外交上の理由でビザを取得しないと渡航・滞在できない国が意外と多いのです。

　2022年12月現在、英国のコンサルティング会社が毎年公表しているヘンリー・パスポート・インデックスのレポートによれば日本の旅券の所有者は（227か所のうち）193か所の国や地域にビザなしで渡航できるため、世界最強と言われています。ちなみに同率2位は韓国とシンガポールとのこと。

●参考資料
・Ishizaka K, Ishizaka T, Hornbrook MM (1966). Physico-chemical properties of human reaginic antibody. IV. Presence of a unique immunoglobulin as a carrier of reaginic activity. *J. Immunol.* 97(1): 75–85.
・Ishizaka T, Ishizaka K, Johansson SGO, Bennich H (April 1, 1969). Histamine Release from Human Leukocytes by Anti-λE Antibodies. *J. Immunol.* 102(4): 884–892.
・Johansson SGO. The discovery of IgE. *J Allergy Clin Immunol.* 2016;137: 1671-1673.

国民病は公害だった！
2人に1人は花粉症

（著：鈴木）

◆ 僕、花粉症。君も花粉症？

　日本耳鼻咽喉科学会の調べでは、2019年に花粉症を発症していた国民の割合（有病率）は全人口の42.5%であり、ほぼ2人に1人といっても過言ではありません。しかも、2008年には29.8%、1998年には19.6%であったことが示されており、この約20年間で倍増しているのです。いまや春先に「花粉症じゃないんです」なんて言おうものなら、「人の苦労も知らないで」と言われることも（筆者のことだ）。データを見たら納得です。

　東京都が2016（平成28）年に報告した「花粉症患者実態調査」（次ページの図）のデータを見ても、東京都の全域においてスギ花粉症で困っている人が年々増加し、2016年には約49%——30年前の約5倍に増えていることが明らかとなりました。特に、勉強や仕事で忙しい10～40歳代に多く、単に「症状が出てつらい」というだけでなく、「勉強がはかどらない」、「鼻をかんでばかりで仕事どころではない」など、学習・生産効率を押し下げている可能性もあります。そのため、単にあまたある病気のひとつというだけでなく、労働や学習の効率を低下させる国民病として、頻繁に医療政策のテーマにもなっています。アレルギー疾患に関する政策を議論し、政府や国会に提議する議員の集まりに「自由民主党花粉症等アレルギー症対策議員連盟」があるようです（通称「ハクション」議連）。まさに花粉症は国を動かす疾患なのです。同議連や日本アレルギー学会の先生方、患者会の働きかけもあり、アレルギー疾患対策基本法が成立し、施行されました。結果、アレルギー疾患は国公認の"国民病"となったのです。

▼花粉症患者実態調査（東京都福祉保健局）

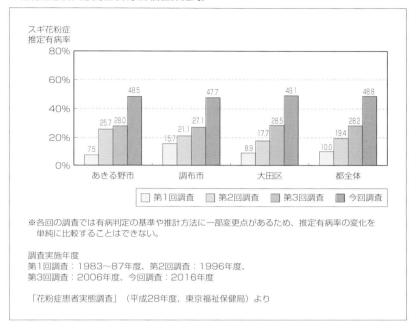

※各回の調査では有病判定の基準や推計方法に一部変更点があるため、推定有病率の変化を
　単純に比較することはできない。

調査実施年度
第1回調査：1983〜87年度、第2回調査：1996年度、
第3回調査：2006年度、今回調査：2016年度

「花粉症患者実態調査」（平成28年度、東京福祉保健局）より

東京都が報告したスギ花粉症の有病率は、1983〜87（昭和58〜62）年度の調査から、2016
（平成28）年度の調査で約5倍に増加しています。

⬖スギちゃんはみんなの人気者だぜぇ〜

　日本で花粉症といえばスギ花粉症が最もメジャーな存在です。そ
こで、スギと日本人の関係を見直してみましょう。スギはヒノキ科ス
ギ亜科スギ属の常緑針葉樹です。「真っすぐな木」が名前の由来とさ
れ、漢字の「杉」の右側のつくりは漢数字の「三」（細いものが並んだ様
子）に由来し、細い針のような葉がたくさん茂っている様子を表現し
ているそうです。

　苗字でよく見かける杉山さんは全国苗字ランキングで79位。ネコ
型ロボが登場する国民的アニメの登場人物の苗字のうち、野比と源
は実在するものの、剛田、骨川、出木杉は実在しないとのこと。

　スギといえばスギ薬局ホールディングス。2022年時点で国内総店舗数はドラッグストアチェーン第6位の規模だそうです。2020年12月28日に放送された「戦国大名総選挙」では、上「杉」謙信は堂々の2位。このように、日本に住んでいれば、いろいろな場所や場面で「スギ／杉」によく出会います。それだけありふれた樹木の名前ということでしょう。気候が特殊な北海道を除けば、多湿な日本において林業用の針葉樹として最も重要な樹木であり、古くより親しまれた植物であったことが想像できます。

　堆積物中に埋もれた花粉の化石の調査結果によれば、スギの自然植生は1万年以上前から現在の日本列島に出現していました。2000〜1500年前にはスギ花粉の出現率が70％を超えるほどの繁栄期を迎えていました。スギと日本人との関係は有史以前から宿命的といえます。縄文時代、弥生時代のご先祖様たちの中にも、花粉症で苦しんでいた人が(現代ほどではないものの)いたと思われます。もちろん、平均寿命が現代よりはるかに短かったため、多くの人は花粉症を発症する前に生涯を閉じていたと思われますが。

> ニュースで、スギ花粉が勢いよく飛散するようすを見ると、永く繁栄し続けたスギの生命力の強さを感じます。

▼スギ花粉

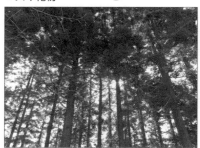
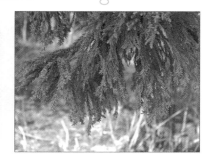

◆ スギ花粉症はいわば "公害"？

　前項で述べたように、スギの自然植生が増えたのは相当昔の話ですが、スギを商業的に植林するようになったのはいつ頃からでしょうか。スギの木材は、名前の由来どおり、幹が真っすぐに伸びているため、切り出して加工する際に余る部分が少なく（歩留まりがよい）、比較的軟らかく加工性に富んでおり（曲げわっぱなどにも利用される）、様々な製造業で頻用されてきました。さらに、建材としての強度も他の針葉樹と同等以上に強いです。まさにスギはオールマイティな樹木なのです。日本の気候（高温多湿な）環境に適応しやすく、腐朽しにくく、成長速度が比較的速いことも、頻用されてきた理由でしょう。

　わが国の人工林の面積の65%をスギとヒノキが占めており、スギだけでも約40%といわれています。その理由は、国策として税金を投入された官行造林・県行造林にあるといえます。第二次世界大戦中は軍需による伐採が進む一方、本土爆撃などにより国土が荒廃。戦後、復興を目指す都市計画を達成するため、工業資材や建材が大量に求められました。こうした木材不足を補うため、1950年に制定された「造林臨時措置法」を契機に、国を挙げての植林が推進されました。山林の地主との分収事業、長期間借りられる融資制度などの後押しによって山林経営者のスギ植林事業が進み、地域によって分布の差はあるものの、日本の野山はスギとヒノキだらけになってしまいました。

　木材の価格は立木価格と呼ばれ、1立方メートルあたりの価格で示されています。次ページの図のように、1970年代には2万円もしたスギの立木価格が2020年には3200円まで低下しています。ここ数年で再び上昇に転じる傾向にあるものの、かつての価格に戻ることは不可能かもしれません（最近は、ロシアのウクライナ侵攻により建材が高騰する気配もありますが）。こうした価格低下をもたらしたのは、安価な輸入木材や木材以外の建築資材（プレハブ、鉄筋、コンクリートなど）の登場です。

▼立木価格の推移（全国平均、1m³あたり）

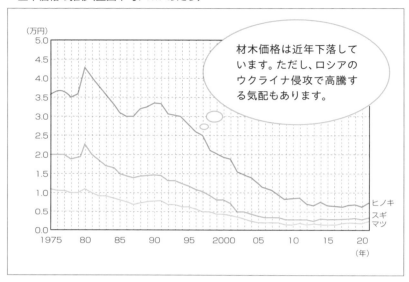

材木価格は近年下落して
います。ただし、ロシアの
ウクライナ侵攻で高騰す
る気配もあります。

　こうしたことから、戦後に行われたスギの植林・造林は「大失敗」と
評されており、その理由の1つとして「スギ花粉症患者の急増」も挙げ
られます。価格の低下と反比例してスギ花粉症の罹患者数が増加し
ているのは、皮肉としか思えません。グローバルな環境保全などの観
点から、容易に間伐を行うこともできず、今後も日本人はスギ花粉症
と向き合っていかねばなりません。以上のような経緯ですので、スギ
花粉症は人為的な原因によるいわば“公害”だといえるでしょう。

◆ スギだけではない、花粉症の原因

　ちなみにわが国では、花粉症といえばスギ花粉症というイメージの人が多いと思いますが、春から秋にかけて、スギ以外にも様々な植物による花粉症が存在します。春先にはシラカンバ、初夏にかけてヒノキ、夏から秋にかけてイネ科、晩夏よりブタクサ、ヨモギ、カナムグラ……とバリエーションが豊富なのです。それぞれの時期の花粉症としても重要ですが、併存症の管理に悪影響を及ぼすことがあり、呼吸器・アレルギー科医としては喘息が最も心配です。そして近年、花粉症が関与する重要なアレルギー疾患に注目が集まっており、それが花粉食物アレルギー症候群（**PFAS**＊）です。

　PFAS は、花粉の中のアレルゲンと、それに交差反応を示す果物、野菜、ナッツ／木の実のアレルゲンにより、主に口腔・咽頭アレルギー症状を生じる病態です。数パーセント程度の症例ではありますが、アナフィラキシーショックをきたす可能性があります。根本的な治療法が存在しないことから、食事にナーバスにならざるを得ない、特殊な食物アレルギーの病態といえます。

　以前は思春期以降の食物アレルギーの病型と考えられていましたが、花粉症発症の「低年齢化」により、小学生児童などでもPFASが見られるようになってきました。シラカンバやハンノキの花粉への感作とバラ科の果物、豆乳、香辛料のアレルギーの関係が最も代表的です。スギ花粉症についても、トマトやナスによる食物アレルギー、柑橘類の食物アレルギーとの関係も重要であり、「たかがスギ花粉症」とはいえなくなってきました。なお、スギ花粉症の呪縛から逃れるには、日本を脱出するのがよいです。とはいえ、移住した先にも特有の花粉症が存在するため、アレルギー体質の人々が花粉症から確実に逃れられるのは飛行機のキャビン内だけなのかもしれません。

＊**PFAS**　Pollen Food Allergy Syndrome の略。

▼花粉の飛散時期

花粉名	1月	2月	3月	4月	5月	6月	7月	8月	9月	10月	11月	12月
ハンノキ属（カバノキ科）												
スギ												
ヒノキ												
イネ科												
ブタクサ属（キク科）												
ヨモギ属（キク科）												
カナムグラ（アサ科）												

木本の花粉飛散量情報
■ 多い（50.1〜個/cm²/日）
■ やや多い（5.1〜50.0 個/cm²/日）
□ 少ない（0.1〜5.0 個/cm²/日）

草本の花粉飛散量情報
■ 多い（5.1〜個/cm²/日）
■ やや多い（1.1〜5.0 個/cm²/日）
□ 少ない（0.05〜1.0 個/cm²/日）

（日本花粉学会会誌. 2020; 65(2): 55-66. より改変）

花粉症は春だけではありません。季節を問わず、なんらかの花粉症が起こり得ます。

● **参考資料**
・環境省. 花粉症環境保健マニュアル 2022（https://www.env.go.jp/chemi/anzen/kafun/2022_full.pdf）
・森林の環境100不思議. 日本林業技術協会編. 東京書籍. 1999

事業者とアレルギー患者はどうすれば？アレルギー表示問題

(著：能條)

◆アレルギーを持って生きるのは地雷原を歩くようなもの

　食物アレルギー患者にとって、加工食品にアレルゲン（アレルギーの原因となる物質）が入っているかどうかを示すアレルギー表示は命に関わる重要な情報ですが、アレルギー表示問題によるアレルギー発症は定期的にニュースになっています。2012年には児童相談所で、小麦アレルギーの男児が小麦入りのちくわでアナフィラキシーを発症し、死亡しました。2014年には、えびマヨネーズをとろサーモンと称し、卵のアレルギー表示を記載されておらず、回収騒ぎが起こりました。そのほかにも、ホエイパウダーや脱脂粉乳を牛乳製品だと思わずに誤食した例が頻発しました。このような事案を受け、国や多くの企業がアレルギー表示により気を配るようになっています。

　筆者の子供の頃と比べて、アレルギーに対する取り組みは大きく変化しています。その1つが、上述した加工食品のアレルギー表示制度です。いまでは、アレルギー表示は筆者を含むアレルギー患者が最も頼りにしているものになっています。

　そんなアレルギー表示については、食品衛生法および食品衛生法施行規則で規定されています。具体的には、**容器包装された加工食品では、発症件数が多いまたは症状が重篤になりやすい7品目（エビ、カニ、小麦、ソバ、卵、乳、落花生〔ピーナッツ〕）が表示義務化されています。**しかし、「7品目以外は任意表示であり載せなくてもいい」、「外食・中食における食品表示の義務がない」などの課題もあります。上述のようなニュースが繰り返し報じられてもなお、改善されずにこうした課題が残っています。すべての事象に対応するには限界があり、もはやアレルゲンを完全に避けることは不可能なのです。

　重度の食物アレルギーを多数抱えている筆者は、「アレルギーを持って生きるのは地雷原を歩くようなもの」と、よく表現しています。本節では、食品表示の問題を中心に、我々アレルギー患者の目線で、アレルゲンの誤食の事例と問題点、対応を語っていこうと思います。

◆ ケース１：アレルゲン表記に漏れのあったレストラン

● 概要

　エビアレルギー患者。あるホテルのレストランで、メニューのアレルギー表示を確認し、エビが入っていない中華丼を注文。注文した中華丼からはエビが出てきました。その後、支配人に確認した際に「中華丼には通常エビが入っているものです」と言われ、誤表記についての謝罪はありませんでした。患者はアナフィラキシーを発症して病院に入院しました。その後、レストラン側に責任をとる意思の有無などを含めた確認連絡をしましたが、「いますぐには返答ができない」との一点張りで、体調を気遣う言葉すらなかったといいます。キレた患者がTwitterに投稿したところ、ホテルの公式アカウントが盛大に炎上しました。その後、同ホテルは正式な謝罪とともに全メニューでのアレルギー表示の中止を発表しました。

● 問題点と対応

　アレルギー表示の漏れとその後の対応で炎上したのは東京近郊のホテルMです。このような誤食体験は、アレルギー患者なら一度はあるのではないでしょうか。このような問題は日常的にありふれていますが、このケースでここまで問題が大きくなった理由は2つあります。1つはメニューのアレルギー情報の表示に間違いがあったこと、もう1つはその後の対応が不適切であったことです。以下、それぞれについて解説します。

・**アレルギー情報の表示間違い**

　飲食店におけるメニューへのアレルギー表示は、制度として義務化されていません。そのため、大手チェーンやホテルのレストランでは、**サービスとして**アレルギー表示をしていることが多いです。しかしながら、人手が足りないなどの理由で、仕入れ状況などによる細かい変化を適切に管理できない場合、このケースのような誤表記による誤食が生じる可能性があります。アレルギー患者は、アレルギー情報をスタッフに確認できる場合や、アレルギー表示がある場合には、安心してしまいます。筆者もそうです。アレルギー表示があるということは、**アレルギー発症時の責任が店舗にある**ことを意味します。飲食店は、アレルギー表示を適切に管理できないのであれば、表示を撤廃したほうがよいでしょう。アレルギー表示は義務ではなく、あくまでもサービスだからです。アレルギー表示がなければ、アレルギー患者は料理人に確認するでしょう。手間はかかりますが、患者側と店側の双方にとって安全だといえます。こうした理由から、重度のアレルギーを有する患者は、厨房に逐一確認するのが望ましいです。

・**その後の対応の不備**

　アレルギー患者は神経質になっています。当たり前ですよね。普段の食事ですら、地雷原を歩く（死ぬかもしれない）心地なのですから。この気持ちは非アレルギー患者にはわからないでしょう。重要なのは、アレルギー患者は命がけで確認しているということです。つまり、ずさんな（場当たり的な、事務的な、制度的な）対応では、SNSが炎上するのは当たり前です。かくいう筆者も、そこそこ高級なホテルで卵などのアレルギーがあることを伝えたにもかかわらず、鱧広島菜巻きに錦糸卵が乗って出てきたことがあります。「これは錦糸卵ですか？」と尋ねたところ、確認もせずスタッフから「これはパプリカですので問題ありません」とそっけない返答がありました。パプリカと

錦糸卵を間違えるほど耄碌した覚えはありません。あのときは、「じゃあ、目の前で食ってやる」と思わず言いたくなるくらいブチギレそうでしたが、「郊外の飲食店では、こんなの当たり前だ……店も悪気はない……」と心を落ち着けたのを記憶しています。店員も料理人も客への対応はあくまでサービスであり、たとえ客の扱いが悪くても文句は言えません。しかし、いまの時代では今回のようにSNSで炎上したら店側にはダメージがあるでしょう。さらに、不適切なアレルギー対応は訴訟のリスクが高いです。アレルギー表示の義務がないとはいえ、一度訴訟になれば数十〜数千万円単位の賠償に発展する可能性もあります。飲食店にとってアレルギー患者の応対は、**責任者が「地雷原を歩いている人に対応するように」丁寧な対応をする**ことが望ましいと思います。SNS全盛の今日では、飲食店に非がなくてもです。

◆ケース２：類似商品でも原材料が異なる例 「うすしお味のポテチ」

●概要

　牛乳・卵・魚卵・ナッツ類・甲殻類全般・肉類・小麦・大豆のアレルギーの5歳男児（筆者）。いままで食べていた「うすしお味のポテチ」を食べた直後に、アナフィラキシーを発症しました。

●問題点と対応

　「うすしお味のポテチ」には、パッケージが酷似しているC社とK社の商品があり、以前はK社の商品のみにコクを出す目的で乳成分（ホエイパウダー）が含まれていました。このケースのような問題が多かったせいか、今日では双方の商品ともホエイパウダーは含まれていません。しかし、同一商品でも販売地域による違いや、リニューアルによる含有成分の変更もあり得るので、注意は必要でしょう。さらに、いまでも味を売りにするポテチでは、コクを出すために乳成分を

加えることがあります。**注意していても、「うっかり」成分表を確認し忘れることは多いものです。**見慣れた商品であればなおさらでしょう。重度のアナフィラキシー歴がある患者は、必ず商品表示を確認すべきです。なお、「ホエイパウダー」や「かに玉」などの紛らわしい表記は、2020年に完全移管した新食品衛生法で、「乳たんぱく」や「卵を含む」といったわかりやすい表記になりました。

▼うすしお味のポテチ

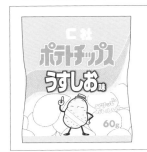
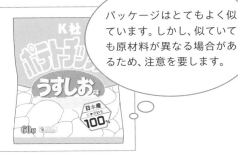

> パッケージはとてもよく似ています。しかし、似ていても原材料が異なる場合があるため、注意を要します。

◆ ケース 3：類似商品でも原材料が異なる例「海鮮せんべい」

● 概要

牛乳・卵・ナッツ類のアレルギーの20代男性（筆者）。友人たちとパーティーをしていた際にアナフィラキシーを発症。大皿には海鮮ミックスやポテチやポッキーなどが並んでいました。

● 問題点と対応

世の中には海鮮せんべいが多くあり、商品名もパッケージも似たような商品がF社、S社、某私鉄系スーパーから発売されていますが、F社の海鮮せんべいだけに落花生が入っています。もはや、**パッケージの裏面を読まないと絶対に予測などできません。**

　他人からお菓子を分けてもらうときは、個包装の場合が多いと思います。アレルギー患者が個包装や大皿のお菓子を食べるときは、必ずパッケージの裏面も見せてもらうようにしましょう。「物をもらう分際で裏面の確認までずうずうしくてできない」と思うかもしれませんが、筆者がもらうときは、「いまちょっと手元にないからごめんね」と言われるか、「そうだったね！　アレルギー持ってたね！　ちょっと待ってて」と笑顔での対応がほとんどである。パッケージの裏面の確認をお願いできないような「簡単なもの」や、「そこまで親しくない人からもらったもの」は、安全のために口にしないようにするのが安心です。

▼海鮮系のせんべい各種

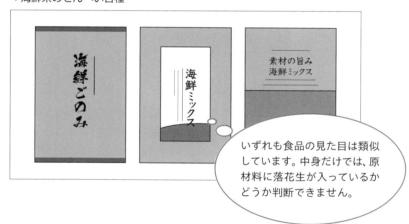

> いずれも食品の見た目は類似しています。中身だけでは、原材料に落花生が入っているかどうか判断できません。

◆ケース４：アレルギー表示義務のない食品

● 概要

　牛乳・卵・ナッツ類・イカ・カニ・タコ・貝のアレルギーの10代男児（筆者）。親が買ってきた和菓子を食し、アナフィラキシーを発症しました。あとから確認したら、中身は月餅でした。原材料にクルミの記載がなかったことが誤食の原因でした。

● **問題点と対応**

　クルミは法令に定められた特定原材料ではないため（2022年12月現在）、表示義務もありません。大手メーカーが大量生産している食品のほとんどには、特定原材料に準ずる21品目の記載があります。しかし、個人店では記載されない場合も多く、また和菓子の店頭販売を含む対面販売や店頭での量り売り、店舗内で製造販売される食品、また飲食店の料理は、表示義務の対象ではありません。それでも、チェーン展開されるような大手では、商品に記載する店舗も増えてきていますが、「個人店・個包装・路面店」での食事には注意が必要です。アーモンドなどは、洋菓子類の粉体材料（パウダー）として使用されることが多く、製品の外見だけではわかりにくいです。筆者は路面店のたい焼きやクッキーでアナフィラキシーを起こしたことがあります。ちなみに2022年12月現在、クルミによるアナフィラキシーは鶏卵、牛乳、小麦に次いで4番目に多く、特定原材料7品目に追加する法令改正が進んでいます。そのこと自体は非常にありがたいのですが、問題の本質は**「対面販売などでは表示義務がない」ことをアレルギー患者の多くが認知していない**という点です。筆者が患者にチマチマ教えていても埒が明きません。根本的には、全国的な周知を進めることも重要なのです。

▼食物アレルギー表示対象品目

表示	用語	品目
義務	特定原材料 （7品目）	エビ、カニ、小麦、ソバ、卵、乳、落花生（ピーナッツ）
推奨	特定原材料に準ずるもの（21品目）	アーモンド、アワビ、イカ、イクラ、オレンジ、カシューナッツ、キウイフルーツ、牛肉、クルミ、ゴマ、サケ、サバ、大豆、鶏肉、バナナ、豚肉、マツタケ、桃、山芋、リンゴ、ゼラチン

ケース５：食品表示の表示省略

概要

小麦アレルギーを持ち、度重なるアレルギー反応と喘息で長期入院を繰り返す4歳男児。醤油(しょうゆ)などの調味料に含まれているものは食べても問題ないと医師から言われていました。「粉末しょうゆ(大豆・小麦を含む)」を含む魚肉ソーセージの摂取で、アナフィラキシーを発症しました。

問題点と対応

原材料表示にあたっては原則として個別表示をする必要がありますが、注意点として、「一度記載したアレルゲンがほかの原材料にも含まれている場合、二度目以降の記載は省略が認められる」ということがあります。どういうことかというと、「乾燥しょうゆ(大豆・小麦を含む)」のあとに記載される「結着材料」に小麦が含まれていても、そのことの表示が省略される場合があるのです。表示が省略された場合には、アレルゲンが含まれている原材料が複数あっても、確認することができません。このケースでは、「乾燥しょうゆ」よりもあとに記載されている「結着材料」に小麦の記載はないにもかかわらず、実は小麦が使われていたのです。「結着材料」は一般につなぎと呼ばれる材料で、加工肉・麺類に含有され、その成分は様々ですが、卵白、カゼイン(牛乳)、コーンスターチ(トウモロコシ)、馬鈴薯(ばれいしょ)でんぷん、大豆、小麦など様々なアレルギー患者にドストライクなのです。このように、アレルギー表示は**「量の多寡にかかわらず、含まれる原材料のすべてに記載されているわけではない」ため、特定のアレルゲンの記載が1か所にでもあったら、それがどの原材料にどれだけ入っているのかわからないのです。**

▼食品表示の表示省略例

原材料名	ばれいしょ（国産）、植物油、食塩、砂糖、香辛料、ぶどう糖、たんぱく加水分解物（大豆を含む）、チキンエキスパウダー、でん粉、粉末しょうゆ（大豆・小麦を含む）、オニオンエキスパウダー、香味油（大豆・小麦を含む）、調味料（アミノ酸等）
添加物	香料（大豆・小麦・りんご由来）、パプリカ色素（大豆由来）、甘味料（ステビア）、酸味料、香辛料抽出物

色で示した大豆や小麦は、複数回出てくるため、2回目以降は省略されています。

省略された場合

原材料名	ばれいしょ（国産）、植物油、食塩、砂糖、香辛料、ぶどう糖、たんぱく加水分解物（大豆を含む）、チキンエキスパウダー、でん粉、粉末しょうゆ（小麦を含む）、オニオンエキスパウダー、香味油、調味料（アミノ酸等）
添加物	香料（りんご由来）、パプリカ色素、甘味料（ステビア）、酸味料、香辛料抽出物

◆ケース6：国によりアレルギー表示は異なります

●概要

　牛乳・卵・ナッツ類・イカ・カニ・タコ・貝のアレルギーの16歳男児（筆者）。友人にもらった東南アジア製のお菓子。成分表示に小麦が記載されていなかったため、摂取し、アナフィラキシーを発症しました。

●問題点と対応

　世界各国ではそれぞれ、表示義務のある原材料を定めており、世界基準（CODEX）も存在しています。しかしながら、先進国と目されている国・地域の基準でもばらつきがあり、アレルギー患者にとって安心・安全な基準かどうかが曖昧な部分が見受けられます。記載表示がしっかりしている場合も、乳製品にすべて「Milk」との記載がされているわけではなく、日本でいうところの「ホエイパウダー」などが各

▼国別のアレルギー表示義務の違い

記載義務がある特定原材料品目	CODEX（世界基準）	日本	韓国	米国	カナダ	EU	豪州
乳	○	○	○	○	○	○	○
卵	○	○	○	○	○	○	○
ピーナッツ	○	○	○	○	○	○	○
小麦	○	○	○	○	○	○	○
グルテン関連その他の穀物	○				○	○	○
甲殻類	○	△※1	△※2	○	○	○	○
魚類	○		△※2	○	○	○	○
大豆	○		○	○	○	○	○
木の実	○			○	○	○	○
ゴマ					○	○	○
軟体動物（貝、イカ、タコ等）					○	○	
ソバ		○	○				
その他	亜硝酸塩		桃、豚肉、トマト		マスタード	蜂花粉、プロポリス、ローヤルゼリー、マスタード、セロリ、ルピナス、亜硝酸塩	

※1　日本：甲殻類はエビ、カニのみ。穀類は小麦とソバを含みますが、その他の穀類は含みません。その他、義務ではない推奨品目が21品目あります。

※2　韓国：甲殻類はエビ、カニのみ。穀類は小麦とソバを含みますが、その他の穀類は含みません。魚類はサバのみです。

国でどのように記載されているのか、きちんと把握するには、原材料の記載に用いられている言語をすべて理解せねばなりません。海外製の食品を摂取する際は、より厳重に確認しなくてはなりません。なお、日本の表示推奨品目は多いのですが、義務品目の少なさは先進国で断トツです。

◆ケース7：外食では面倒でも確認する

●概要

　牛乳・卵・ナッツ・イカ・カニ・タコ・貝のアレルギーの20歳男性（筆者）。ハンバーグ専門店で、卵と牛乳が入っていないことを確認してハンバーグ・サラダセットを注文。アナフィラキシーを発症しました。

●問題点と対応

　発祥時には「ハンバーグに卵が入っていたのでは？」と疑ったのですが、どうやらサラダのイタリアンドレッシングにクルミが入っていたようです。アレルギーが多い人は面倒くさがって、「ハンバーグ定食なら卵・牛乳が混入する可能性があるので、それだけ確認しよう……あとは肉眼でわかるしね」と、おおよその予想で店員に確認したりしますが、イタリアンドレッシングに粉砕したクルミが入っているという予想外の事態でした。キッチン裏にあるアレルギー成分表にはクルミの記載がちゃんとありました。筆者のように中途半端な知識で粋がっていると、アナフィラキシーを発症するのです。ほかにも、「卵白を入れたイタリアンドレッシング」、「メニュー表にごま豆腐と書かれていてもナッツ入り」、「焼き魚膳の隣にそっと置いてあるごま和え風ほうれん草のお浸しがナッツ和え」などなど、アレルギー患者をこれでもかとだましてくるパターンがあり、外食では予想できないような混入が起こり得るのです。食品の原材料は毎度面倒がらずに必ず確認することが大事です。

▶ケース8：アレルギーの確認は、注意に注意を重ねて しっかりと

● 概要

　牛乳・卵・ナッツ・イカ・カニ・タコ・貝のアレルギーの20歳男性（筆者）。格安ホテルのバイキングで夕食。アレルギー記載票を片手に、バターで炒めている国産霜降り牛（乳製品が含まれる）に挑みました。「バター抜きで」と注文。確かにバターなしの牛だったのに、アナフィラキシーを発症しました。

● 問題点と対応

　疑うべきでした――格安ホテルに霜降り牛が並ぶはずがない、と。この国産霜降り牛、実は牛脂やカゼインを注入した加工肉だったのです。安易に「バターで炒めているから、乳成分を含むと記載されているのだろう」と判断した結果、アナフィラキシーを発症したのでした。筆者のように中途半端な知識で粋がってるとアナフィラキシーを発症するのです（2回目）。特に小麦・卵・乳は、本当にいろいろなものに混入しています。このような経験があるため、筆者はアレルギー外来で「アレルギー確認はしっかりと」、「注意に注意を重ねて」と口酸っぱく言い、どんなに安定しても、老婆心ながらに「定期的に外来通院をして指導を受け続けることが大事」と言っています。ちなみにバイキングでは、スプーンやトングが他の料理と共有されたりする恐れがあるので、混入を起こしやすいです。重度アレルギー患者は改めて注意する必要があります。

◆ケース９：外国人が経営するお店での注意点

● 概要

　ナッツアレルギーの28歳男性（筆者）。職場近くのいつものインドカレー屋さんで、毎回食べているマトンカレーでアナフィラキシーを発症しました。

● 問題点と対応

　カレーには様々な調味料を入れることが多いです。つなぎの小麦粉、コクのバターやヨーグルトなどの乳製品、甘さやまろやかさのためのココナッツやカシューナッツなどのナッツ類……。実に多様なアレルゲンが含まれていることが多いです。本格的なインドカレーほどナッツの混入率が高いです。個人経営の店のほとんどでアレルギー表示がなく、「調理の過程での混入でも症状を起こす」ことを伝えると料理の提供を拒否されるケースがほとんどです。

　日本にきたばかりで風習やルールを十分に理解できていない外国人などが経営している場合、アレルゲンの対応に関する知識や意識が不十分であることは少なくありません。おそらく出身国と日本の飲食店事情が異なるためと考えます。出身国の食に対するお国柄もあるかもしれません。丁寧に教えてくれる店は安心できます。これまで、雑な対応の店で、アナフィラキシーを起こした経験は片手で数えきれないほどあります。雑な対応をする店は避けたほうがよいでしょう。また、言葉が通じにくい場合も選ばないほうが吉だと思います。

　ちなみに飲食店・食品販売店でのナッツアレルギーの発症確率は統計上、アジア料理店（19%）、アイスクリーム店（14%）、パン屋（13%）の順となっています。誤食を起こしやすい食品を次ページに示します。参考にしてください。

▼誤食を起こしやすいアレルゲンとその食品

アレルゲン	誤食しやすい食品	解説
ナッツ	カレールー／カレー味の製品（お菓子、カップ麺）、月餅、ジーマーミ豆腐、ゴマとの混同（ごま豆腐、ほうれん草のごま和え）、パン／クッキー生地、ナッツ油、豆板醤、ちまき、佃煮、五平餅	・カレー、特にスパイスが強いものはナッツ含有率が高い傾向にあります。同一商品でも甘口〜辛口で成分が違う可能性に留意。 ・中華料理ではナッツ自体／ナッツ油がよく使用されます。アーモンドは洋菓子類の粉体材料（パウダー）として使用されることが多いです。 ・ゴマとナッツは砕いた際の風味と食感が似ており、風味を増すためにナッツを混ぜている例もあるので注意。
ソバ	ソバ殻枕、ガレット、そばボーロ、うどん店、そば茶、食育授業	・修学旅行のソバ殻枕（特に枕投げ）、食育授業やそばの製麺での粉末飛散が案外盲点となります。 ・食事としては、そば茶やそばのゆで汁でのコンタミ（汚染）などがあります。 ・誤食のリスクとして、おしゃれなイタリアンほど、ガレットが紛れている可能性が高いです。
乳	お菓子類、ソース類、魚肉ソーセージ、加工肉、豆乳製品（ソイラテ、豆乳スープ）、ビシソワーズ、ペプチドミルク、ドレッシング、保湿／軟膏、リカルデント（歯磨き粉、ガム）	・加工食品の原材料には、「乳」の文字を含む紛らわしい表記が多く、十分な理解が必要です。 ・基本的に乳化剤、乳酸菌、乳酸Ca/Na、カカオバター、ココナッツミルクはOKです。 ・乳糖の可否は含有量によります。安価なソイラテに乳製品が含まれている例もあります。非経口でも、保湿成分に乳が使われることがあるほか、歯磨き粉のリカルデント（乳由来）で症状を生じることもあります。
小麦	米粉製品（パン、フォー、お菓子）、そば、ソース類、魚肉ソーセージ、加工肉、ういろう、ドレッシング、麦茶、食育授業	・米粉製品でも小麦が入っていたり、グルテンを使用していたりする可能性が多いため、必ず確認します。 ・給食などに案外多い、押し麦や米粒麦、もち麦などの大麦加工品には注意し、摂食の可否は主治医に確認します。10割そばも打ち粉は小麦がほとんどです。

アレルゲン	誤食しやすい食品	解説
卵	パン、和菓子（カスタード）、ソース／ドレッシング（マヨネーズ）、コンソメ、魚肉ソーセージ、加工肉、アイスクリーム、卵豆腐、目薬（リゾチーム塩酸塩）	・パンは、成分表に記載がなくても艶出し用の溶き卵を使っていることがあります。艶のあるパンには注意。菓子パンではメロンパンなどでの卵含有量が多いです。 ・和菓子の餡（あん）にカスタードが入っていたり、ドレッシングに少量のマヨネーズが入っていたりする場合もあります。 ・卵白抽出物のリゾチームは感冒薬からは消えつつありますが、目薬に入っている例もあります。 ・卵アレルギーで卵殻もアレルギー記載してくる医師も多いですが、卵殻成分でもアレルギーを生じていない限りはほとんど大丈夫です。

3

アレルギーの社会学

多くの食材で作られる料理や加工食品には何が含まれているのかわかりにくい。食事の際には、アレルギー患者は細心の注意が必要です。

◀多くの食材で作られる料理

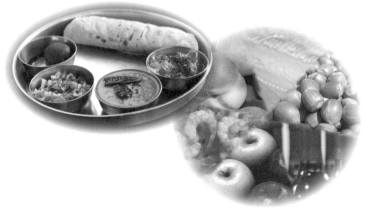

by David Castor.

◆対処法〜「常在戦場」の心得を守るべし〜

　我々アレルギー内科に紹介されてきた、歴戦の食物アレルギー患者でも、案外「食物アレルギー患者の心得」を知らないことが多いです。筆者が30年の患者人生を経て悟ったのは、「もはやアレルゲンを完全に避けることは難しい」です。避けるための努力と並行して、見逃しがちなアレルゲンを発見するための努力、アレルギー反応を起こしたあとの対処法まで含めての指導が大切です。

食物アレルギー患者の心得

心得1　慢心しないこと
心得2　アレルギーの知識習得に励むこと
心得3　料理にも精通すること
心得4　パッケージのアレルギー表示を確認すること
心得5　外食時は常に店のスタッフに確認すること
心得6　Co-factor（重症化因子）があるときは、控える
心得7　怪しいものは少量摂取で様子観察
心得8　エピペンとスマホは携帯すること
心得9　わずかなアレルギー反応を見逃さないこと

　アレルギーは用心に用心を重ねても発症し得るため、慢心しないように、専門家の下で知識習得を継続することが大事です。食事の際は常にアレルギー食材の有無を声に出して確認し、自分の料理の知識から怪しいと思ったものは、たとえ自宅での料理で、親から「大丈夫」と言われても、「再度の確認」をするべきです。常に「いま食べているものは何か」に意識を集中します。再三確認しても怪しさの残るものは避けるのがベストですし、特にCo-factorがあるときは、少しでも怪しいものは控えるべきでしょう。食べるにしても、「少量摂取したあとで、10〜15分ほど他の物を食べつつ慎重に様子を見る」という工程を挟むのが吉です。もちろん、それでも完全に避けることはできません（これまで紹介してきたケースからも明らかかと）。したがって、エピペンの持参は必須です。

　ここに書かれていることは医師にとって「常識中の常識」であり、まだまだ、覚えることは山のようにあるし、各々の患者ごとに指導内容も変わってきます。軽症のアレルギー患者は別にしても、重症のアレルギー患者でも「こんなこと、できない」という人もいるかもしれません。しかし、重度のアレルギー反応が生じたとき、傍らにいて処置するのは医師ではなく患者です。病院に到着するまでは、患者自身が主治医でもあるのです。患者自身が緊急時に身を守るための知識や技術を身につけていただきたいと思います。

●参考資料
・消費者庁. 加工食品の食物アレルギー表示ハンドブック
・Taylor SL, Baumert JL. Worldwide food allergy labeling and detection of allergens in processed foods. *Chem Immunol Allergy*. 2015; 101: 227-34.
・Furlong TJ, DeSimone J, Sicherer SH. Peanut and tree nut allergic reactions in restaurants and other food establishments. *J Allergy Clin Immunol*. 2001; 108(5): 867-70.

column　ワニ肉でアレルギー・パニック!?　その原因は？

昔（といっても40年くらい前）、東京ヤクルトスワローズにパリッシュ選手という助っ人外国人がいました。現役バリバリのメジャーリーガーで、MLB（米国大リーグ）で通算256ホーマー、3イニング連続本塁打記録を持つ、屈指の強打者でした。キレやすいキャラとともに彼の名前を有名にしたのが、ワニ肉が好物であるという報道でした。当時は、豪州に旅行したことがある人くらいにしか、馴染みの乏しかったワニ肉ですが、パリッシュの活躍も相まって、パワーが付く食べ物というイメージが付きました。しかし、食べたことがある人が口を揃えて言うのは、「意外と淡白」、「食べやすい」、「鶏肉のササミみたい」といった感想でした。実際、筆者も豪州でワニとカンガルーを食べましたが、ワニの方が美味しく、帰国後も何度か食べました。

さて、日本では、パリッシュの帰国後にワニ肉の流通や消費は下火となりましたが、海外では稀ながらワニ肉による食物アレルギーの報告があります。

ワニ肉によるアレルギーのメカニズムで注意すべきなのは、交差反応による発症です。ワニ肉に含まれるα-パルブアルブミンが鶏肉アレルゲンに含まれる同分子と94%の相同性を示し、実際に両者の交差反応により食物アレルギーを生じた症例が欧州で報告されています。食べた感じが鶏肉に似ているのは成分が似ているからかもしれません。

パルブアルブミンにはβ-パルブアルブミンというファミリーもあり、こちらは魚肉やカエルの肉に含まれています。つまり魚肉アレルギーの患者さんのなかにはカエル肉アレルギーを発症する患者も存在する可能性があるという訳です。見た目が異なり、一見関係のない生物種どうしが交差反応性により、ヒトにとって共通したアレルギーの誘因になり得ることは知っておく必要があります。

ちなみにワニ肉は低脂肪、高タンパク、低カロリーと健康増進にとって有益ですので、スーパーで割引シールが貼ってあったらゲットしましょう！

第 **4** 章

意外？
有名人のアレルギー

⑮ 実はあのお方も？
意外に多いウマアレルギー

（著：鈴木）

◆馬肉文化は地球上で限定的

　馬と聞いたら多くの日本人は何をイメージするでしょうか？　競馬、乗馬、ポロ、馬肉、馬刺し、さくら鍋、馬肉ユッケ……。後半は食べ物ばかりじゃないかとツッコミが来そうです。江戸時代に花街・色町だった場所の近くには馬肉の精肉店や馬肉料理専門店が多いです。精力がつくという理由からでしょうか。筆者も大好物で、年に20回くらいは馬肉を食べます。特に赤身の部分は牛肉にない味わいがあり、ニンニク醤油と一緒に食べるとエネルギーが湧き立つように感じます。

　しかし、馬肉を食べる文化がある国や地域は、世界の中で意外に少数派です。筆者もかつて留学していたスウェーデンで好物を聞かれ、「どら焼きと馬刺し」と答えたら、相手がまるで殺人鬼を見るかのような表情となり、焦ったものです。あとから知ったのですが、欧州では馬肉食がタブーとなっている地域が多いそうです。牛肉と表示されたミンチに馬肉が混入していた事件（horse meat scandal）があったことや、馬の育成時に与える薬品の中に人体に危険なものがあることなどから、食の安全の問題として不安視する人々も少なからずいるようです。ちなみにどら焼きは、ドラえもんを食べていると勘違いされた……訳ではありません。欧州人にはあんこ嫌いな人が多く、どら焼きをお土産で持っていったら、皮だけをきれいにはがしてバターをつけて食べていました……（パンケーキかよっ！）。

▼馬肉の部位

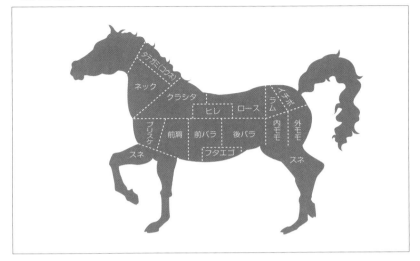

ちなみに、筆者が好きな馬刺しの部位はタテガミ（コウネ）です。ぜひお試しください。

◆ウマ（馬肉）アレルギー

　先述したように、馬肉を食べる文化は世界的にも珍しいため、馬肉を食べたことによるウマアレルギーも非常に稀少です。医学論文の検索用アーカイブPubMedで検索しても、ほとんどヒットしません。Googleでもごくわずかな情報がヒットするのみです。それは、イヌのアレルギーと関連があるのではないか、という情報です。

　食物アレルギーの世界ではまあまあ有名なPork Cat Syndromeという病態があります。これは、ネコの尿や毛のアレルゲン（Fel d 2）に感作した患者が、そのアレルゲンと豚肉（正確にはブタ血清中）のアレルゲンが交差反応を示すことで発症する、獣肉アレルギーの特殊型といえるものです。同様に、イヌの毛にアレルギーがある人が発症する獣肉アレルギーがあり、その中に馬肉アレルギーも含まれるそうです。筆者が経験した症例もそのような事例です。

　ラーメンを食べたあとにアナフィラキシーを起こす経験を2回した男子高校生がいました。最初は小麦アレルギーを疑って検査しましたが、該当項目がすべて陰性でした。念のため店に確認したところ、隠し味として馬肉を使用しているとのこと。再度、アレルギー検査を行い、イヌとネコのアレルギーによるものだったと判明したのです。

　ほかにも、マダニに噛まれたことがきっかけで発症するα-Galによる交差反応も、獣肉アレルギーでは無視できません。その場合は、生まれ育った地域の確認、キャンプやトレッキングなどを頻繁に行うかどうか、実際にマダニに噛まれたかどうかの問診を行う必要があります。

▼マダニ

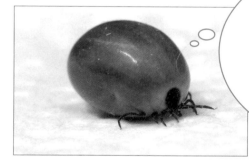

山地の草むらなどに生息するマダニ。登山者に取り付いて吸血することもあります。マダニは吸血する際に、血液を固まりにくくする唾液腺物質を注入します。この唾液腺物質に対してアレルギーを起こします。

トリビア

食パン♪菓子パン♪総菜パン♬はアレルゲンの宝石箱や〜！

　コンビニで買ったパンを食べてアレルギーを発症した患者さんがいたら、まず何が誘因だと考えますか？

　多くの人が「コムギかな〜？」と考えると思います。食パンや菓子パンなどはいずれも多種の食材や食品添加物、保存料を多く含んだ食品です。

　海外、特にヨーロッパの人が呼ぶパン（bread）と成分が異なり、どちらかというと乳や鶏卵、糖分を多く含んだ（cake）という表現が正しいと思います。つまり、コムギ以外のアレルゲンの可能性を考える必要があります。

◆ウマアレルギーといえば…

　欧米でウマアレルギーといえば、通常はウマの毛に対するアレルギーを指します。留学先のスウェーデンもそうでしたが、乗馬文化が盛んな国では、ウマはペット的な存在、場合によっては友人ともいえる存在です。毎週末にウマに会いに行く人もいれば、郊外の自宅で飼っている人もいます。そのくらいの頻度と距離で接しているため、馬の体表面に生えている毛や上皮に感作する人が一定数存在するのです。欧米のデータでは、ウマの上皮アレルゲンに感作している人の割合は国・地域によりばらつきがあるものの3.6～16.5%、そしてなんらかのアレルギー症状をきたす人は5.38%となっています。ウマとの接触機会の少ない都心在住者でもウマに感作しているケースがあり、イヌやネコといった主要なペットとの交差反応と考えられています。その一方で、ウマとの接触頻度の高い職業では、感作している人の割合が極めて高いことが示されました。ちなみに日本では、感作している人やウマアレルギーの人の割合はわかっていません。

▼馬のしっぽ

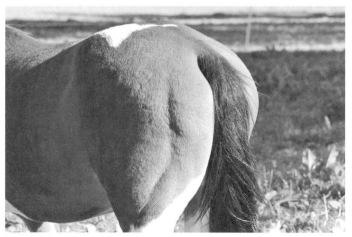

馬はしっぽを大きく振って感情を表現します。

◆ウマもアレルギーになる

「競走馬が転倒して足の骨を折ったため、引退させた上で安楽死させた」などというショッキングなニュースを聞いたことがあるかもしれません。1998年に武豊騎手と共に重賞レース5勝を含む6連勝をしたサイレンススズカという名牝馬がいましたが、その絶頂の年の秋の天皇賞で左手根骨粉砕骨折を起こしました。レースは棄権。悲劇はそのあと生じ、獣医の診断の結果、予後不良の判断で安楽死となりました（わずか4歳）。ウマの骨折は致命的です。なぜなら体重が重く、そのすべてを残された脚で支えなければならないからです。血流のうっ滞や感染症を生じ、それらが原因で死に至るケースもあります。骨折した脚に手術や処置を施したとしても、立ったり座ったりの際に荷重がかかり、激しい痛みを生じることが知られており、精神的な苦痛を受けます。なんだかかわいそうではありますが、飼育している人たちからしたら、苦しんでいる愛馬を見ているほうがつらいかもしれません。

　ウマはヒトと同じ哺乳類であるため、ヒトと同様の病気に罹患します。アレルギーも同様です。花粉症、食物アレルギー、アレルギー性蕁麻疹などで検査や治療も行われます（もちろん飼育されている馬の場合ですが）。有名な馬産地である北海道では、夏癬（kasen disease）という夏に皮膚の炎症と痒みを発症する病気が多発しますが、これは獣医学の研究により、サシバエやヌカカといった昆虫によるアレルギーの関与が知られています。夏癬の病因は頸部糸状虫（*Onchocerca cervicalis*）による寄生虫症なのですが、寄生虫の中間宿主である小型吸血昆虫にアレルギーを生じ、病態の悪化に関与しているのではないかと考えられています。

◆ やんごとなき方のウマアレルギー

　話をヒトのウマアレルギーに戻しましょう。X国のAさまの話です。Aさまは海外在住経験が豊富で、乗馬は幼少期から続けている長年の趣味の1つでした。X国に帰国後に馬車に乗る機会が多くなったAさまですが、あるとき以来、移動手段を馬車から自動車に変更することが多くなります。このことで、報道機関がこぞって「Aさまはウマアレルギーなのではないか」と報じるようになりました。現代社会において馬車移動には儀礼的な要素が強くありますが、伝統や格式を重要視するAさまの生活環境では上記の行動が例外的な事案となりました。

　鼻水やくしゃみ程度のアレルギーであれば、抗ヒスタミン薬を服用し、短時間のウマとの接触は可能です。しかし、もしアナフィラキシーを生じていたとすれば話は別です。海外で報じられたウマアレルギーの症例報告では、乗馬した直後に鼻汁、皮膚の発赤、呼吸困難が出現し、緊急搬送された病院ではショック状態に陥っていました。馬小屋に接する家で生活していた場合、わずか12m離れた家と比べて、部屋の空気中のウマのアレルゲンは3000倍も多いそうです。X国よりも自然が豊かで牧場の多い諸外国を渡り歩いてきたAさまがアナフィラキシーを生じたことがあるのであれば、「危険を回避して馬車よりも自動車を利用する」ことはアレルギー学の観点から100点満点の行動です。

●参考資料
・Gawlik R, Pitsch T, Dubuske L. Anaphylaxis as a manifestation of horse allergy. *World Allergy Organ J.* 2009; 2(8): 185-189.
・April M. Arseneau, USAF MC, Todd M. Hrabak, DO, Kirk H. Waibel, MC USA, Inhalant Horse Allergens and Allergies: A Review of the Literature. *Military Medicine.* 2012; 177(7): 877-82.

4

意外？　有名人のアレルギー

あの有名人も!?
アレルギーとの過酷な闘い

（著：鈴木）

◆ レキシのミステリー

筆者の（たくさんある）趣味の中に、インターネットサーフィンと歴史があります。ある日、「Yahoo! 知恵袋」でこんな質問を見つけました。

> 歴史上、暗殺された（とされている）人物の中で、
> 「実はただの食物アレルギーじゃね？」
> と疑われる人物はいますか？（著者一部改変）

コレはめちゃくちゃ面白い質問です。実際、第1章で述べたように、ギリシャ・ローマ時代の医師たちはアレルギーの存在に気づいていました。当時も、アレルギーに苦しんでいた人たちは少なからずいたはずです。しかし、検査医学や病理学が発達しておらず、検視や解剖も行われていなかった時代に亡くなった人の死因を特定することは極めて困難です。ミイラ化された遺体が残っていたり、高貴な人物で侍医などによる詳細な記録が残っていたりすれば別ですが、多くは闇の中でしょう。「AIが発達して、過去の歴史書から歴史上の人物の死因を解き明かす」または「現代の医師が錦糸公園で倒れて目的の人物の亡くなる当日にタイムリープし、診断を下す」のどちらかしか解決法は見いだせません（わからなくても、それはそれで歴史のロマンではありますが）。

もし、エピペン（アドレナリン注射）を持参して、アナフィラキシーショックに倒れた "ときの権力者" を一瞬で救ったら、まさに「神」でしょう。筆者的にも、死因が疑わしいと思っているのは、「生来健康

だった」、「突然死」、「食事中もしくは食事の直後」、「会食中に1人だけ発症」、「家族や親族にも同様のエピソード」、「美食家」などのキーワードが出てくる人物です。上述の質問に対して回答者は、毛利隆元を挙げています。仲間の窮地を救うべく、援軍を率いて駆け付けた際に供された食事を食べてその夜に急病を発し、翌朝に死亡したそうです。戦国時代のような血なまぐさい時代には暗殺（毒殺）も日常茶飯事だったでしょうから、実際の死因は不明です。そこで、皆さんが知っているような歴史上の人物で謎の急死を遂げた人物を次に挙げてみます。

・徳川家康（享年73歳）
　　太政大臣になった祝いの宴席で腹痛
　　推察されている死因➡鯛の天ぷらの食べすぎ
・上杉謙信（享年48歳）
　　居城のトイレで急死
　　推察されている死因➡不慮の虫気
・小早川秀秋（享年21歳）
　　鷹狩の最中に急変
　　推察されている死因➡アルコール依存症

　歴史上の人物の死因を探る書籍では、家康は胃がん、謙信は脳卒中、秀秋は飲んだくれと書かれていたりしますが、実際の死因は不明です。陰謀説やトンデモ仮説もあります。秀秋に至っては、関ヶ原で秀秋が裏切った西軍の武将・大谷吉継に呪い殺された、なんていう言い伝えも。もし、彼らがなんらかのアレルギー持ちだったら……の仮説で述べれば、家康はアニサキスアレルギー（第1章2節➡p.14）、謙信は喘息発作による窒息、秀秋は食物依存性運動誘発アナフィラキシーも疑われます。根拠はなく、筆者の憶測です。悪しからず。

◆現代の有名人のアレルギー

　国民の3分の1はなんらかのアレルギー疾患を持っているという時代、テレビ画面上は元気そうな有名人・著名人でも、アレルギー疾患にかからないわけではありません。大人気のバラエティー番組Mでメインキャラだった狂犬ことK.K.さん（お笑いコンビG）、よく喘息エピソードを自ら語っていました。ゲストをジャイアントスイングしたあとによくゼコゼコしていました。K.K.さんと同様、いまではお笑い芸人というよりも名MCのM.W.さん（お笑いコンビO）やO.S.さん（お笑いコンビB）は、それぞれビール酵母アレルギー、甲殻類アレルギーをメディアで明かしています。O.S.さんに至っては、番組のロケでオオグソクムシを食べる企画があり、食べた直後にアレルギー症状が出たそうです。オオグソクムシは虫ではなく甲殻類（甲殻類アレルギー➡p.24）。まさに体を張ったロケです。

　個人情報うんぬんで最近は個人の収入や健康状態、家庭などの情報がメディアでは報じられない一方、公式ブログやTwitterなどのSNSで有名人自身がファンに向けて、自身や周囲に生じたトラブルを明かすことも増えてきました。ミリオン曲を多く持つ歌手のA.H.さんは、コンサート開催期間中にアナフィラキシーになり救急搬送されたことを明かしました。コンサート直前に骨折したため服用した鎮痛薬が原因だといわれています。タレントや声優などマルチに活躍するS.N.さんは、おそらく蕁麻疹をきっかけとしたアナフィラキシーを発症しています。T.A.さん（お笑いコンビT）は、好物の桃を食べすぎて気道閉塞を伴うアナフィラキシーになり、好物の食べ物でも過食は健康によくないということを示しました。かつて、テレビのトーク番組で語っていましたが、往年の御三家歌手G.N.さんは、鶏卵が好きで食べすぎていたら、いつの間にか鶏卵アレルギーを発症したそうです。

スポーツ選手は、そのパフォーマンスで見ている人に勇気や感動を与えます。自らの闘病体験を公にし、世界を相手に戦うことで、同じ疾患で苦しんでいる人への応援となるように頑張っているアスリートは、本当にすごいです。フィギュアスケートのY.H.選手も、インタビューなどで喘息発作にたびたび襲われていることを明かしており、発作のまま決勝に挑むことも多々ありました。同じ冬季スポーツ、スピードスケートのH.S.選手も喘息やアトピー性皮膚炎の罹患を公言しており、「喘息だから金メダルをとれた」とも発言して、同じ病気を持つ人たちを勇気づけました。同じ現代を生きる有名人たちの病気に打ち克つ姿は本当に素晴らしく、どんな薬よりも効果があります。

◆ 朝ドラヒロインの息子の一生は波乱万丈

一方、持病はパーソナルな情報でもあり、それを公にすることは、テレビやソーシャルメディアが発達するまでは極めて稀でした。病気を理由に活動を止められてしまうことへの恐怖もあったのでしょう。著名な文化人の中でも、作家・文学者は孤独な職業です。当時の衛生状態の悪さ、生前の経済状況の貧しさなどのため、明治から昭和初期までの文豪には、短命だった人も大勢います。かつては不治の病だった結核をはじめ、チフス、胃潰瘍、栄養失調などで命を落とした作家も少なくありません。私小説を主とした作品を残した場合、その闘病の様子がうかがえます。

朝ドラヒロインの息子としても有名な吉行淳之介（1924〜1994年）をご存じでしょうか？　岡山市生まれ、東京大学英文科中退。『驟雨』で芥川賞を、『暗室』で谷崎潤一郎賞を受賞した著明な文学者です。性、精神と肉体の関係など人間の本質に迫る多くの作品を残しており、自身の私生活も華やかだったようです。終戦後の一時期は雑誌の編集などを生業とし、のちに大人気テレビ番組のパネリストとなった鈴木義司、富永一朗ら人気漫画家を発掘しました。

　その後は素晴らしい文芸作品を多数発表し、肝臓がんのため70歳で死去しました。生前は肺結核や腸チフスで療養生活を送るなど病弱でした。ほかにも喘息とアトピー性皮膚炎に罹患しており、「喘息との奇妙な対話」や「百閒の喘息」という随筆を残すほど苦労していました。戦時中は召集を受けるも喘息が理由で入営直後に帰されたり、当時有効と考えられていた手術をされたり、激しい発作が頻繁にあったようです。

　　"それは、突然やってくる。(中略)
　　数時間重い眠りがつづくと、不意に呼吸困難の発作が起こってくる。
　　こうなると、もう歩くこともできない。(中略)
　　その間は、横になることもできず、上半身を布団の上に起こして、
　　文字どおりうずくまっているしかない。"

　　　　　　　　　　　　　　　　　　（「喘息との奇妙な対話」から引用）

　いわゆる起座呼吸の状態になっていたことがうかがえ、今日とは違って有効な治療薬に乏しい状況下で様々な治療を試していましたが、その副作用にも苦しんでいたようです。種々の病気に苦しみながらも、公私ともにバイタリティーに富んだ活動を生涯にわたって続けました。医師の立場でいえば、相当重症な喘息持ちだったと判断され、よくぞ喘息で命を落とさなかった、と驚くばかりです。同じく呼吸器を侵される肺結核の既往歴もあったので、本当に苦しかったと思われます。いまでは喘息も結核も標準的な治療薬が開発されていますが、歴史を彩った有名人・著名人たちが生きていた時代にもしあれば、と思うと大変残念な気持ちになります。

●参考資料
・「喘息との奇妙な対話」吉行淳之介（『日本の名随筆 28 病』大岡昇平編、作品社、1985 年）
・「百閒の喘息」吉行淳之介（『目玉』、新潮社、1989 年）

17 ミステリードラマ!?
食物アレルギーはトリックに！

（著：鈴木）

◆事実は小説よりも奇なり

　皆さんは代理ミュンヒハウゼン症候群を知っていますか？

　ときおり、映画やドラマでも見かける疾患（病態）ですが、極めて不幸な転帰に至ることがあります。親が、自分の子供を作為的に（意図的に！）病気に仕立て、かいがいしく献身的にその子供の面倒をみることで、自分の心の安定をはかる——という病的な行為が代理ミュンヒハウゼン症候群です。虐待の特殊型であるとされ、いわば"毒親"は、病気やケガの子供を連れて病院を渡り歩きます。「なんてかわいそうな親子なんだ！」、「お母さん（お父さん、義理の父母）は大変だね、偉いね」と周囲の人に思わせることで、心の安定をはかります。そもそもミュンヒハウゼンとは、18世紀のドイツ（当時のプロイセン）にいた実在の貴族です。自分の館に客を集め、フィクションを交えた自分の体験談を面白おかしく聞かせていたことから、童話"ほらふき男爵の冒険"の主人公になりました。

◀ミュンヒハウゼン男爵（1720〜1797年）

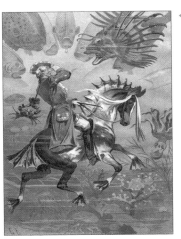

　「とある病院で食物アレルギーと診断され、過度な食物除去により子供を栄養失調にしてしまったケース」、「重症喘息だと見せかけるために自宅で子供の首を絞め、窒息死させてしまったケース」などが報告されています。また、「牛乳アレルギーのある子供に作為的に牛乳を飲ませ、アナフィラキシーになったケース」も報告されています。罪のない子供たちが犠牲になっていることはいたたまれません。アナフィラキシーを繰り返したり、重度の食物アレルギーを持つ患児では、可能性の1つとして代理ミュンヒハウゼン症候群も念頭に置いて診療するように心がけています。

◆アレルギーで命が奪われる

　とっても怖い現実の話をしたあとでは、インパクトが薄まるかもしれません。食物アレルギーを使った殺人トリックが、ドラマなどの創作物でときどき登場するので紹介します。

　木村拓哉さんが主演のTBS系テレビドラマ『グランメゾン東京』(2019年)では、木村さん演じるフレンチ料理人の尾花が苦難を乗り越え、ミシュラン掲載店を目指してレストランを立ち上げていく様子が描かれています。腕はいいがこわもての料理人を好演し、なかなか見ごたえのあるドラマでした。尾花は、もともと在籍していたフランスの名店を解雇された過去を持っています。その理由は、あるVIP客が食物アレルギーによるアナフィラキシーを発症したからです。最近、高級な店では必ず「お苦手な食材やアレルギーはございますか？」と確認されます。当然、ドラマに登場した名店も事前に客に尋ねたことでしょう。それにもかかわらずアナフィラキシーを発症したため、料理人やスタッフに嫌疑がかけられました。

　同じくTBS系の群像ミステリードラマ『リバース』（2017年）では、毎週、放映後にSNSで推理合戦が行われました。原作は湊かなえさんの人気小説です。ドラマでは原作小説とは異なるエピソードが描かれています。ネタバレのため詳述は避けますが、アレルギーによる殺人がクライマックスの重要ポイントになっています。

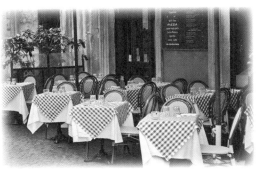

◀フランス料理店

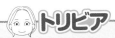 **トリビア**

アロス・テイオスったら♪アロス・テイオス♬

　アレルギーという言葉の語源はギリシャ語の「allos（変わった、変な）」と「ergon（力、反応、作用）」を組み合わせた造語で、病疫を免れるはずの機能が変容して人体にとって有害化したことを絶妙に表現しています。

　コロナ禍のごく初期、残念ながら天国に召された日本が誇るコメディアン志村けんさんの代表ギャグをギリシャ語で表題に示しました。ちなみに「だっふんだ」って、落語の噺に出てくるくしゃみ・咳の表現だったって知ってましたか？

◀▶探偵がアナフィラキシー対応に大活躍！

　人気俳優の中村倫也さんが主演した日本テレビ系ドラマ『美食探偵
明智五郎』(2020年)では、食物アレルギーを持つ登場人物が学校でい
じめを受けます。牛乳アレルギーがあることを知っているにもかか
わらず、背中にチーズを入れて面白がる同級生……地獄絵図です。美
食探偵はスマートに立ち振る舞い、アナフィラキシーを生じた女の
子を無事に救います。食物アレルギーがあることを知っているのに、
なぜそんなことが学校で起こるのか⁉　詳述は避けますが、とある人
物の指図で公然と殺人行為としてアレルゲンの曝露が行われたので
す。「食物アレルギーなのだから、食べなければ大丈夫では？」と思っ
た人、いますよね。でも、実はそうではありません。筆者の勤める病
院の救急外来に、小麦アレルギーの保育園児がアナフィラキシー
ショックで搬送されたことがあります。普段通っている保育園では
なく、1日単位で預けられる臨時の園を利用した際に悲劇が起きまし
た。食物アレルギー歴を十分に聞いていなかった園では、食事には配
慮をしていたものの、小麦入り粘土で造形遊びをさせてしまったの
です。粘土なので口にすることはないとしても、そこは子供です。粘
土だらけの手で、目や鼻をこすってしまったのでしょう。流れ落ちて
きた小麦のアレルゲンが咽頭から消化管に入り、アナフィラキシー
を生じてしまいました。重症の食物アレルギーでは、ソバやエビ、カ
ニの加工・製造工場で粉末によるアレルギーがときおり報告されてい
ます。だからこそ、ソバアレルギー患者はそば屋の前を通るのも避け
たほうがいいのです。

◆いい大人はマネしちゃダメだよ…殺しのテクニック

筆者の小学生時代の愛読書は、米国のミステリードラマ『刑事コロンボ』のノベライズ本でした。三谷幸喜の『古畑任三郎』がフォーマットの下敷きにしたとされる倒叙型ミステリーの大傑作です。冒頭、犯人が視聴者の前で人殺しを行います。たまたま担当になった、一見頼りなさそうな刑事 (あるいは探偵) が、現場に残ったわずかな証拠を頼りに、心理的な揺さぶりをかけて犯人を御縄にします。『刑事コロンボ』でも、カチカチに凍らせた氷を凶器にして撲殺し、証拠を溶かして完全犯罪を狙う知能犯や、腸の中で溶けるカプセルに毒を詰めてアリバイ工作をする歯科医師など、手ごわい犯人が登場します。有名なミステリー作品には以下のような手法が使われています。

・被害者だけが健康を害する毒物や道具を利用する (食物アレルギーはここに入る)。
・インチキのおみくじや抽選方法で、命を落としてしまう場所に行くように仕向ける。
・特定の人物がマーキングされる仕組みを仕込み、それに動物や機器による攻撃を仕掛ける。
・手紙やメールで危険な行動を選択するように仕向ける。
・被害者と同じものを飲食するが、自分には害が及ばないように食器や食品の加工を調節する。
・自分自身はアレルギーであることを理由に口をつけず、アレルギーのない特定の集団にのみ、当該の毒を仕込んだ飲食物を摂取させる。

みなさんは決してマネをしないでくださいね！

◆あなたも犯罪に巻き込まれるかも!?

　ここまで挙げてきた事例は、現実的には極端な例だったり、創作物の中のフィクションだったりしますが、皆さんに関係ないとはいいきれません。例えば、お客さんによかれと思って提供した飲食物が、相手にとってのアレルギー物質だったらどうでしょうか？　短時間だけ預かった他の家の子供におやつをあげたら、泡を吹いて倒れてしまった！

　なんてことも起きかねないのです。もし、相手にアレルギーがあることを知っていたとするとどうなるのか？　あるいは、聞いていたものの忘れてしまい、アレルゲン入りの食料品を食べさせてしまった場合はどうなるのか？　刑事裁判では、傷害罪の可能性があり、重篤な症状を引き起こした場合は殺人未遂に問われる可能性もあります。民事裁判では、損害賠償を命ぜられる可能性があります。

　もし、相手にアレルギーがあることを知らなかったらどうなるのか？　本当に知らなかったかどうかの立証は難しく、事前交渉や裁判が長期化する可能性があります。よその子供を預かるときは、本人や保護者から持病やアレルギーについてしっかりと聞き出しておく必要があるでしょう。「お嬢ちゃん、嫌いなおやつや、アレルギーを起こしたことがあるジュース、スナックはありませんか？」

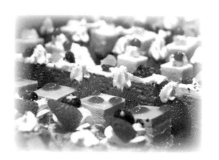

●参考資料
・「宮本学, 吉原重美. アレルギー疾患と代理ミュンヒハウゼン症候群. 日本小児アレルギー学会誌. 2018, 32 巻, 2 号, p.185-191.

18 赤の呪い、またしても…。
今度は昆虫の呪い？

（著：鈴木）

◆『赤いシリーズ』

　1976年生まれの筆者の誕生前後数年にわたり放送されていた、『赤いシリーズ』と称されるテレビドラマシリーズがあります（TBSと大映テレビが共同制作）。その世代の人たちからすれば、「あの山口百恵さんと三浦友和さんのなれそめの！」となる作品です。「様々な試練や困難に立ち向かいながら、前向きに歩む男女の姿」が描かれており、山口百恵さんの引退作も、このシリーズの「赤い死線」だったそうです。ちなみに、ミステリー界の女王こと山村美紗さん原作の『赤い霊枢車』シリーズとは別物ですので、お間違えのないよう。今回、本節で示すのは「赤い」食べ物によるアレルギーのシリーズです。

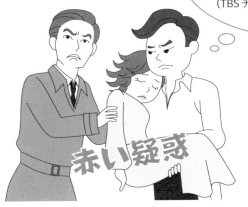

白血病を患った17歳の少女を通して、生と死、愛の喜びと哀しみなどを描いています。山口百恵・三浦友和のテレビ初共演作（TBSチャンネルより引用）。

赤い疑惑

◆「赤の」アレルギー

筆者が5年ほど前に診療した患者さんで、こんな人がいました。最近はやりの"自分用に買った"バレンタインチョコレートを一口かじったところアナフィラキシーになった、という症例です。実際にかじったチョコを持ってきてもらうと、大きなハート型で、どぎついピンク系の赤色コーティングがなされていました。歯形は、その赤い部分にドストライク。患者さんの話では、このチョコレートをかじったあとは何も口にしていないとのことです。そこで、チョコレートの現物を使って検査を開始しました。まず行った皮膚のプリックテストは陽性でした。特殊な検査会社に患者血液とチョコレートを提出しました。検査結果は、血液中にチョコレートの"とある成分"への強反応が示されました。"とある成分"とは、コチニール色素(カルミン)です。同成分に対するIgE抗体も検出され、その患者さんは赤色色素のアレルギーでした。つまり「赤いもの」に対するアレルギーです。患者さんに聞くと、口紅や化粧品は真っ赤な商品が好きで愛用しているとのこと。言われてみれば、アナフィラキシーまで行かないまでも、赤いケーキや様々な色でコーティングされた粒状のチョコレートを食べたときに、気分が悪くなることがあったそうです。

真っ赤なチョコレート
には要注意！？

▼チョコレート

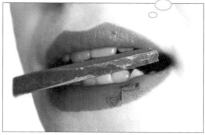

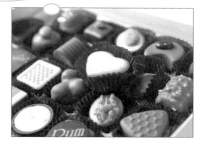

◆コチニール、それは赤い天然色素

　コチニールとは、サボテンの葉の裏などにくっついて生息するカイガラムシ（別名エンジムシ、中南米が原産）という昆虫に由来する赤色色素です。血を思わせるドギツイ赤色を呈しており、米大陸の先住民はフェイスペイントなどで日常的に使用していたそうです。また、アジアや欧州でも古くから繊維を赤く染めるのに利用されてきました。コチニールは、人類の文化的活動を支えてきた重要な天然品ともいえます。間違えやすいのですが、昆虫の血液ではありません（血液も多少混じっているかもしれませんが）。かつては、絵の具や色鉛筆のカーマインレッドやクリムソンという色はこのコチニール色素由来でした（最近は人工化合物に置き換わりつつあります）。初めて聞いたという人もいると思いますが、ひと昔前までいろいろな食べ物や飲み物に使用されていました。いままで口にしたことがある赤いものを思い浮かべてみてください。

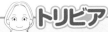

コチニールカイガラムシ

　コチニールカイガラムシはカイガラムシの一種。コチニール色素の原料になります。古くから染色用の染料に使われてきました。日本ではハカマカイガラムシ科、ワタフキカイガラムシ科などが分布しています。

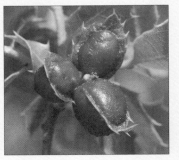

▶コチニールカイガラムシ

「えーっと……キャンディ、ラムネ、かまぼこ、ジュース、
お酒、ソーセージ、食べてはいないけどアレも……？」

　そう、アレもそうかもしれません。"食べてはいないけど、毎日、口
にしている赤いものは？"——その答えは口紅です。筆者が経験した
症例も含めていえることですが、コチニール色素によるアレルギー
患者には、圧倒的に女性が多いです。おそらく、コチニール色素を含
んだ口紅を唇に押し付けるため、顔面や口腔内の粘膜からアレルゲ
ンが侵入し、知らないうちに感作が成立し、食べ物の中（あるいは表
面部）にふんだんに用いられたコチニール色素に再曝露した際、即時
型アレルギー反応が生じていると考えられます。上記のものは、その
すべてにコチニール色素が含まれていた（いまも一部は含まれてい
る）可能性があります。コチニール色素が含まれているかどうかは、
商品の原材料表示で確認できますが、「カルミン酸色素」、「カルミン」、
「カルミン被覆雲母チタン」などと表記されていることもあるので要
注意です。ちなみに、日本人が伝統的に食べている紅しょうが、あの
赤色はコチニール色素ではなく、アントシアニンという植物由来の
色素です。

▼カイガラムシが群棲した葉

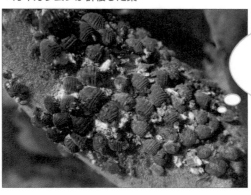

煮沸して天日で乾かした
のちに、水やエタノール
で色素を抽出します。

Photo by Zyance from Wikipedia

今回の話からはそれますが、私たちの生活に欠かせない様々なものの着色には生き物の命が利用されていることを知っておかねばなりません。

◆かつては入っていたもの

　大聖堂で有名なミラノを訪れた際に、名物であるコトレッタ（ミラノ風カツレツ）やドリアと一緒に、Cソーダを飲みました。Cは独特の赤色をした、苦みが特徴的なリキュールで、日本でもオレンジ果汁などと混ぜて提供され人気を博しています。開発は1860年とされ、実は本場イタリアでは一大酒造メーカーのC社です。コカ・コーラやケンタッキー・フライド・チキンなどと同じく、世界中で売れているC社のレシピは門外不出です。ミラノ市内にあるC社の本社兼工場に行くと、地下にあるガラス張りの製造ラインを垣間見ることができます。さて、2007年9月まで生産されていたC社のロットには、あの独特な赤色を発するためにコチニール色素が使用されていました。しかし、コチニール色素に対するアレルギーが世界中で議論の対象となってからは、代替着色料が使用されるようになりました。いわゆる人工着色料（赤色2号、青色1号、黄色5号）です（これはこれで、アスピリンに過敏な喘息患者の中には着色料による喘息増悪〔発作〕をきたす人もいるため、生活指導時に注意を要します）。

　ほかにも、コチニール色素が入っていたメジャーな飲料があります。それはO製薬の繊維含有飲料Fです。食物繊維が手早く摂れる清涼飲料水としてロングセラーになっていますが、あの赤みがかったオレンジ色も、コチニール色素によって作られていました。でも、安心してください。2017年のリニューアル時に、トマト色素に変更されています。

　やはり大手企業は、顧客たる消費者の安全を重視するため、動きが速いです。残念ながら、個人で経営している飲食店や食料品製造業は対応が不十分な可能性があるため、注意が必要でしょう。また、製造サイドが原材料を完全にはオープンにしていないため確かなことはいえませんが、セーキ系の飲料にはいまだにコチニール色素など昆虫由来の色素が使用されているという話もあります。

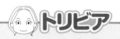

ミラノ大聖堂

　ミラノの代表的な観光名所の1つで、その荘厳さには心を打たれます。14世紀に、大司教アントーニオ・ダ・サルッツォとミラノ領主ジャン・ガレアッツォ・ヴィスコンティの命により着工されましたが、戦火や改革などで工事がたびたび中断し、約500年後の19世紀初頭にようやく完成しました。

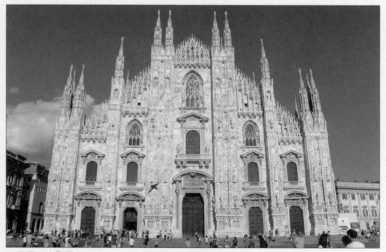

▲ミラノ大聖堂

▼リキュールC

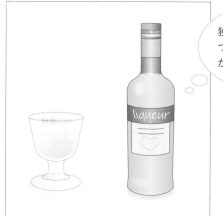

独特な赤色には、かつてコチニール色素が使われていました。

◆黒色や青色のアレルギーもある？

　実はあるそうです。これはアレルギー性接触皮膚炎や全身型金属アレルギー（第2章7節➡p.54）といった種類のアレルギー症状を発症するそうです。原因は何か？　衣料の染料に金属系の色素が入っており、その衣類を着た人あるいは着た人にハグした人が、徐々に気分が悪くなり、皮疹や呼吸困難が出ることもあるようです。衣料品のほか、プラスチック製品の着色に用いられていることもあります。ただし、医学的な情報の蓄積が十分ではないため、他の病気が原因という可能性も残されています。念のため注意するようにしましょう。

●参考資料
・e-アレルギー.com（https://e-allergia.com/index.html）
・消費者庁，コチニール色素に関する注意喚起，平成24年5月11日（https://www.jshp.or.jp/cont/12/0515-2-2.pdf）
・穐山 浩，杉本 直樹. コチニール色素・カルミン摂取による食物アレルギー. ファルマシア. 2014, 50巻, 6号, p. 522-527.

歌は地球を救う。山崎まさよしが歌うアレルギーの特効薬!? （著：鈴木）

◆歌は患者を救う

　毎年、夏が来ると、某テレビ番組で薄オレンジ色のTシャツを着た有名人たちが合唱する歌に癒やされる人々も多いでしょう。最近は、アイドルが初主演するドラマを放映する番組なのか、話題のやや訳アリ芸能人のミニマラソン番組なのか、募金番組なのか、趣旨がよくわからなくなってきた感がありますが……。しかし、めっきり歌番組が減った現代のテレビジョンにおいて、貴重な番組であることは間違いありません。何しろ、歌は世界を救うのです！

　近年は音楽療法という治療法まで研究され、西洋医学では治せない難治性疾患を治療できる代替・補完治療として着目されています。そんな難しい話は置いておくとしても、「歌を歌えば元気になるよね、涙が止まるよね、活力が出るよね」とみんな思っているはずです。

　クラシックの王道モーツァルトの曲は、「病気になりにくい体のメンテナンス」に有用だそうです。ヘッドホンをつけて30分間しっかり聴くことで、高ぶっていた交感神経系の働きがちょうどよくなります。モーツァルトの曲の特徴として、3500Hz以上の高周波数の音が多いこと、川のせせらぎ、風のそよぎのような優しいゆらぎを持っていること、和音が多いことなどが上述の効果を生み出している、と研究者はいいます。

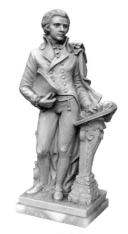

▲モーツアルト

◆ 喘息患者にすすめる歌

　筆者は外来でたくさんの重症喘息患者を診察していますが、「先生、私の肺機能をよくするために、家でできることはありませんか？」という質問にはこう答えます。①口笛を吹く、②歌を歌う、③千葉真一のモノマネをする関根勤の真似をする、以上です。いずれも共通するのは息をしっかり吐くことです。そして、ポイントは吐き続けないといけないことです。私たちは無意識のうちに声を出していますが、発声やうなり声は息を吐く行為（呼気）なのです。しかも、うまくやるためには（声量を保つには）十分な呼気が必要です。喘息など慢性閉塞性換気障害の人たちは、吐く力、吐く強さが落ちています。だから歌うのです。さあ、皆さんご一緒に♪　ホゲ〜〜〜♪

　「それでは、どんな歌がいいのですか？」──答え：なんでもいいです。あえていえば、シャウト系の歌はよくないです。素人がやると喉が壊れます。また、多くの時間はゆったりとした気分で、かつ、ときおり力強さを感じられる「サビがロングブレスの曲」がいいでしょう。筆者のおすすめは、個人的な好みにもなりますが、①中島みゆき（「空と君のあいだに」など）、②あいみょん（「ハルノヒ」など）、③吉幾三（「雪國」など）です。3人ともシンガーソングライターで、多くの楽曲を自身で作っています。おそらく自身の声質・声量に合った曲を自作できるので、ベストマッチな曲が多いのだと思います。また、しつこすぎず、適度なコブシが効いているのもいいです。そしてキーも高すぎず、男女ともに歌える曲が多いのが特徴でしょう。

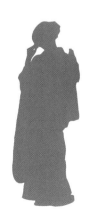

◆アレルギー数え歌

「アレルギーに効く歌はありますか？」——答え：ありません。そこでここでは、アレルギーに関わる歌詞の歌、アレルギーのイメージがうかがえる歌をいくつか紹介したいと思います。

●「アレルギーの特効薬」山崎まさよし (作詞・作曲：山崎将義)

「セロリ」で有名なアーティストの初アルバムに収録。アルバムのタイトル曲でもある同曲では、「アレルギーの特効薬は見つからない」と冒頭から叫びます。ブルースとロックが融合した感じのカッコいい曲です！

●「YELLOW MEN」CHAGE and ASKA (作詞：澤地隆　作曲：CHAGE)

90年代を代表するデュオの代表曲の1つ「太陽と埃の中で」が収録されたアルバム『SEE YA』に入っているミディアムテンポのロックテイストの曲です。「黄色い顔してたたずむアレルギーのオレ」とあり、現代社会で苦しんでいる感じを絶妙に表現しています。

●「アレルギー」嵐 (作詞：TAKESHI　作曲：岩田雅之)

ずばり、タイトルが「アレルギー」という！　思春期の若者が現状を憂いている歌詞ですが、嵐メンバーのポップなＡメロとそれに続くラップのパートが絶妙な一曲です。曲中では「アレルギー　常識とかモラルのレシピ　破り捨てちゃいなさい」とあり、もしかしたらあの方がそう言っていたのでしょうか？

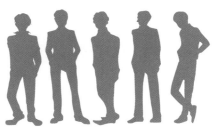

●「アレルギー」惑星アブノーマル（作詞・作曲：アレックスたねこ）

冒頭、「痒い」×8回から始まり、浮気性の彼を捨てきれない女性の心情を歌った一曲です。ボーカルの妖艶な歌声がキャッチーな曲調に意外にもハマっており、中毒性が高い歌です！

●「先輩アレルギー」グラビティ（作詞・作曲：六）

日常ではよく、"アレルギー"を「嫌悪」の意味で使います。この曲は、先輩に対するアレルギーを歌った、ビジュアル系バンドのロック曲。なんかカッコいい！

●「猫とアレルギー」きのこ帝国（作詞・作曲：佐藤千亜妃）

2019年に惜しくも活動休止したバンド。フロントウーマンは、ホリプロスカウトキャラバンでグランプリを獲った元女優の佐藤千亜妃。幻想的な歌詞ですが、別れた男性が猫アレルギーだったことをふと思い出し、過去の思い出に包まれている女性の切ない心を歌っています。名曲。

●「Golden Rod」Blondie（作詞・作曲：Foxx, Harry）

1970〜80年代に一時代を作った「ニュー・ウェイヴ」と呼ばれる世代のロックバンドBlondieの一曲です。それまでのロックにシンセなどの電子楽器が加わり、ディスコポップのような軽快さも感じられます。Golden Rodとは、整腸剤や風邪薬に用いられ、ケガの治療にも効果があるとされる黄色い花「アキノキリンソウ（キク科の多年草植物）」のことで、おそらくバンド名の由来となったボーカルのDeborah Harryのような派手な女性の暗喩に

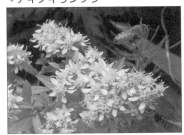
▼アキノキリンソウ

なっていると思われます。歌詞には「ただの雑草(weed)だと母は言うが、野生のGolden Rodでアレルギーを起こした」という意味の一節があります。おそらく田舎育ちだけど一見妖艶な女性に翻弄される男性の心情を表しているものと思われます。ぜひ、原文を読んでいただければと思います。

　最後に最近の曲をひとつ。

●「Allergic」Post Malone
(作詞・作曲：Billy Walsh, Post Malone, Brian Lee & Louis Bell)

　20歳代にしてラップ、ロック、ポップスなどジャンルレスの活躍を見せるタトゥーだらけのミューシャン、ポスト・マローン。やや過激な歌詞なので全容の紹介は控えますが、週末だけの相手を募る気持ち、その不条理な関係性を嘆く気持ちをallergicと表現しています。この場合、allergicはアレルギー性のという意味ではなく、「嫌になっちゃうな、ほんと嫌だな」みたいな意味のようです。

　「歌は世に連れ世は歌に連れ」なんていいますが、本当にそうだと思います。社会の世相を歌っている作品もありますが、歌やエンターテインメントがその時代を彩ることも多々あります。「およげ！たいやきくん」、「だんご3兄弟」、「さくらんぼ」、「チョコレイト・ディスコ」……（どれも食べ物ばっかしやん？　耳に残る中毒性から聴きすぎると食物ソング・アレルギーになる!?）。

●参考資料
・一般社団法人日本音楽療法学会 HP（https://www.jmta.jp/）
・和合治久. 未病改善における音楽療法─豊かな食生活を求めて─. 日本食生活学会誌. 20(4)2010:265-269

第5章

まだまだある！
アレルギー界隈の豆知識

20 実はアナフィラキシーの最恐・最凶の原因？　造影剤

（著：鈴木）

◆ 造影剤使用は死と隣り合わせ？

　毎年、筆者はポリクリ（臨床実習）で回ってくる医学部4年生にアナフィラキシーショックのミニ講義をしています。必ず話すのが、X線・CT造影剤によるアナフィラキシーについてです。学生にはこう尋ねます。「アナフィラキシーの最恐の誘因はなんだ？」と。ピーナッツ？COVID-19ワクチン？　ハチ？　どれも完全な間違いじゃないかもしれません。しかし、全医療従事者、特に医者になる人たちに必ず覚えてもらいたいのは、造影剤によるアナフィラキシーです。アナフィラキシーが原因で心停止に至った症例（アナフィラキシーですべて心停止に至るわけではありません）を検討した論文で、心停止までの平均時間は、薬物で5分、ハチ毒が15分、食物では30分と示されています。この時間を見れば、「薬やべ～！」とならないでしょうか？

▼アナフィラキシーによる心停止までの平均時間

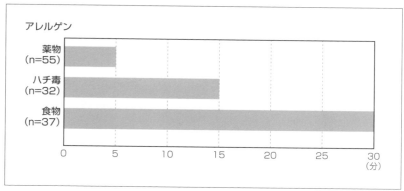

薬物は5分であり、ハチ毒・食物に比べて圧倒的に短いのです。
(Pumphrey RSH: *Clin Exp Allergy*. 2000; 30: 1144-50. より作図)

　患者の血管内に直接投与する造影剤では、副反応としてのアナフィラキシーが出現するまでの時間が著しく短いのが特徴です。世界で最も有名なアナフィラキシーの研究者の1人であるPaul Turner先生のデータによると、40歳代以上の成人では、アナフィラキシーによって亡くなる誘因の圧倒的ワーストは実は薬剤なのです。

　医者は自分の出した薬、特に注射薬に責任を持たなければなりません。指示だけ出して、「ハイ、あとは看護師さんよろしく」――では非常に危ない理由が、薬剤によるアナフィラキシーだと筆者は考えています。あらゆる薬剤はアレルギーや過敏症を人体にもたらす可能性があります。しかし、アナフィラキシーを高頻度に生じる薬剤の種類には特徴があり、日本の2016（平成28）年の調査では、1位、4位、6位がX線・CT造影剤（イオパミドール、イオヘキソール、イオメプロール）、2位、3位が血液製剤（人血小板濃厚液〔放射線照射〕、新鮮凍結人血漿）、5位が膵炎や播種性血管内凝固症候群（DIC）の治療薬であるナファモスタットメシル酸塩でした。処方される頻度でいえば、解熱消炎鎮痛薬、抗がん剤、抗菌薬、生物由来製品などにも留意が必要です。しかし、投与件数に占める発症件数の比率で圧倒的に高いのがX線・CT造影剤であることが示されました。稀少な全国規模の調査では、低浸透圧性のX線・CT造影剤による致死的副作用は17万件に1件と稀ですが、重症副作用は0.04％（1万件あたり4件）と決して少なくありません。

　上に挙げたほとんどの薬剤は、使用前に患者から同意書を取得する薬剤です。造影検査の同意書の中には、国内のほぼすべての病院でアナフィラキシーショックに関する記載があり、口頭での説明だけでなく、きちんと書面でも同意を取得することがルーチン化しています。医療現場で行われていることには、きちんと理由があるのです。

　筆者は患者さんに説明するとき、「飛行機や車の事故で亡くなる人の割合より小さいとはいえ、可能性はゼロではないので、利益が不利益を上回ったときに行います」と説明しています。ちなみに2006年度の米国アレルギー・喘息・免疫学会における報告では、米国での全アナフィラキシー症例の 7% がアレルゲン免疫療法（減感作治療）によるもの、7% が他の医薬品によるものでした。この場合のアレルゲン免疫療法は、舌下投与ではなく、皮下注射した場合を主に指しています。日本は世界最多のCT保有国であり、撮影件数も半端なく多いため、こうした原因薬物のランキングにはお国事情が関係していることがよくわかります。

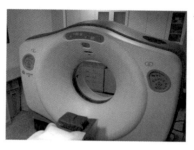

◀CT室

アナフィラキシーの原因は、40代、50代以降では薬剤性が最も多くなっています。

▼年齢別のアナフィラキシーによる入院・死亡例

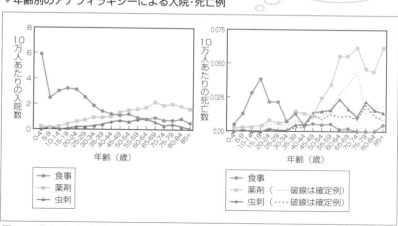

(Turner PJ, et al.: J Allergy Clin Immunol. 2015; 135: 956-963.e1.)

◆造影剤のアナフィラキシーが目の前で起こったら…どうする？

　医療従事者の皆さんは、誰しもがアナフィラキシーの患者さんに遭遇する機会があります。救急の講習で習ったことを思い出して、患者さんを助けましょう。まず、もし院外だったら……最初にすることは何でしょうか？　①患者に呼びかけて、②助けを呼び、③自身の安全を確認する。これらは同率1位でもいいでしょう。院内で、発見者が医療従事者なら「もう一歩」踏み込む必要があります。④上記と併行して全身状態とABC（気道、呼吸、循環）をチェックする（複数の人員がいたらバイタルサインをとることもよい判断です）。以上の①～④は可及的速やかに行わなければなりません。なぜなら、「まだ治療ではないから」です。次にしなければならないことは、⑤医師が近くにいたら、医師に指示を仰ぎ、アドレナリン（エピペン®）を筋肉注射することです。院外で、⑤'倒れている人がエピペンを携帯している場合には、現場の状況を察知し緊急避難的にエピペンを使用するべきでしょう。これらは、食物アレルギーやハチ毒アレルギーに関して、最低限やらなければならないことのリストです。想像するだけで恐ろしい。読んでいるだけで緊張しそうです。

　では、応用問題。CT室で造影剤を投与した直後に患者の容体が変わり、息をしていない！　さあ、どうするか？　基本的な行動は上述のとおりですが、もう1つやらなければならないことがあります。造影剤を注入した静脈路を抜去することです。誘因を除去すること、これはアナフィラキシー／アレルギー反応の基本的な対応なので、知っておきましょう。院内であれば気道確保（＋酸素吸入）、モニター装着と併せて、新たな点滴静脈路を確保しましょう。

▼医療機関におけるアナフィラキシーの初期対応

❶バイタルサインの確認 循環、気道、呼吸、意識状態、皮膚、体重を評価する。	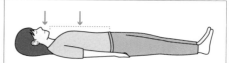
❷助けを呼ぶ 可能なら蘇生チーム（院内）または救急隊（地域）に委ねる。	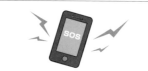
❸アドレナリンの筋肉注射 0.01mg/kg（最大量：成人0.5mg、小児0.3mg）、必要に応じて5〜15分ごとに再投与する。	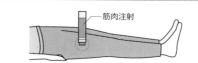
❹患者を仰臥位にする 仰向けにして足を30cm程度高くする。呼吸が苦しいときは少し上体を起こす。嘔吐しているときは顔を横向きにする。突然立ち上がったり座ったりした場合、数秒で急変することがある。	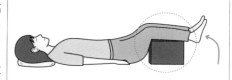
❺酸素投与 必要な場合、フェイスマスクか経鼻エアウェイで高流量（6〜8L/分）の酸素投与を行う。	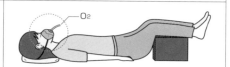
❻静脈ルートの確保 必要に応じて0.9％（等張/生理）食塩水を5〜10分の間に成人なら5〜10ml/kg、小児なら10ml/kg投与する。	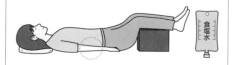
❼心肺蘇生 必要に応じて胸部圧迫法で心肺蘇生を行う。	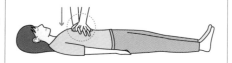

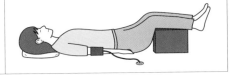

❽バイタル測定
頻回かつ定期的に患者の血圧、
脈拍、呼吸状態、酸素化を評価す
る。

アナフィラキシーガイドライン(日本アレルギー学会)より引用

◆造影剤によるアナフィラキシーはアレルギー？

　有害な薬物反応(**ADRs** *)のうち、副作用として報告されているア
レルギー性機序のものは6〜10%と考えられ、致死的なADRsにはア
レルギー機序のものが多いと考えられています。これらのうち少な
くとも一部はアナフィラキシーと推定されていますが、国全体で毎
年の正確な頻度は不明確です。人口統計上は年間10人から20人の日
本国民が薬剤によるアナフィラキシーで死亡していると考えられて
います。

　狭義のアナフィラキシーはIgE(第3章12節➡p.90)が介在する即時
型アレルギーによるものですが、次ページの図に示すようにIgEが関
わらない免疫学的機序もあり、実は様々な病態が包括されているの
が広義のアナフィラキシーなのです。造影剤など医薬品のアレルギー
検査は大学病院など限られた医療機関を除いて実施困難であり、ま
た死亡例に関しては、異状死以外での遺体解剖を積極的に行わない
日本では、「どのタイプの病態が最も多いのか」なども正確にはわか
らない状況です。IgEが関与しない場合の具体的な機序としては、造
影剤の中の分子がマスト細胞や好塩基球といった炎症細胞を直接刺
激して脱顆粒を生じ、「ヒスタミンなどのメディエーターが放出され
て症状が誘発される」or「補体が関与している」or「副交感神経を優位
にする酵素が活性化する」などの機序によって発症すると考えられ
ています。

＊**ADRs**　adverse drug reactions の略。

▼アナフィラキシーのメカニズムによる分類

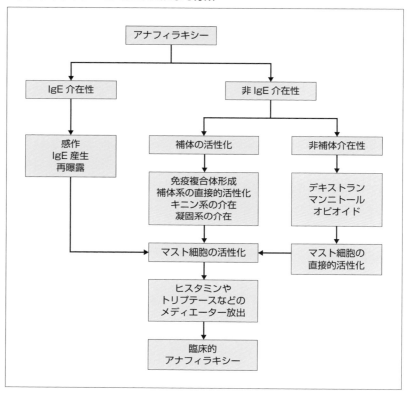

アナフィラキシーは「IgEが介在するか、しないか」で大きく2つに分けられます。

◆ どんな患者に気を付ければよいのか？

　造影剤を使用する際はまず第一に、問診で、過去に造影剤のアナフィラキシーを起こした経験があるかどうか聞き出すことが大切です。ただし、患者の多くは「造影剤」としか覚えておらず、代替できる造影剤を選択するのが困難なことも多いです。次に、高齢であることも重症化リスクだと考えられています。おそらく、高齢者は若年者に比べて心肺機能が低下しており、ショック状態になったときに回復するのが困難なためでしょう。加えて、頻回の造影剤使用歴、高い浸透圧（350mg/mL以上）の造影剤の使用などが、国内での研究によりリスク因子として示されています。「ステロイドや抗ヒスタミン薬を前投与すれば大丈夫なのでは？」という意見を耳にすることもあると思いますが、まったく無意味ではないものの、完璧に予防できる方法ではないことに注意しましょう。喘息持ちの人で、アナフィラキシーなど全身アレルギー性反応の既往がない場合には、ステロイドの前投与が有効な場合もありますが、原則禁忌として特殊事例扱いの同意書を活用している施設が多いです。

●参考資料
・Pumphrey RSH: Lessons for management of anaphylaxis from a study of fatal reractions. *Clin Exp Allergy.* 2000; ;30(8): 1144-50.
・Turner PJ, Gowland MH, Sharma V, Ierodiakonou D, et al.: Increase in anaphylaxis-related hospitalizations but no increase in fatalities: an analysis of United Kingdom national anaphylaxis data, 1992-2012. *J Allergy Clin Immunol.* 2015; 135(4): 956-963.e1.
・厚生労働省，重篤副作用疾患別対応マニュアル アナフィラキシー（2008年3月）(https://www.pmda.go.jp/files/000231682.pdf)
・前田晃史ほか．ヨード造影剤による即時型異常薬物反応のアナフィラキシー発生要因―重症化に関連する臨床的特徴―．日本救急看護学会雑誌．18(2)．2016.
・山口正雄．専門医のためのアレルギー学講座29-4. 造影剤・局所麻酔薬とアナフィラキシー――避けるだけでは済まされない―．アレルギー．67(2)98-101. 2018.
・一般社団法人日本アレルギー学会監修，アナフィラキシーガイドライン（2014年）(https://anaphylaxis-guideline.jp/pdf/anaphylaxis_guideline.PDF)

アレルギーの父、実はオカルトマニアだった!

(著：鈴木)

◆オカルト…それは見えざるもの

『あなたの知らない世界』と聞いて「新倉イワオ」と答えられたら相当な通(ツウ)です。何の通か？　オカルト・サブカルチャーのマニアです。日本では旧・オウム真理教の事件のあと、オカルトや心霊を取り扱うテレビ番組はめっきり減りました。心霊写真にはさんざん驚かされたものですが、デジタル技術が発達した今日では、インスタグラムの掲載写真と本人のギャップを知るほうがよっぽど恐怖体験かもしれません。

ちなみにオカルトという言葉は、ラテン語のocculta を語源とし、目で見えない、感じることができない「隠されたもの」という意味です。医学の世界でオカルトといえば、潜血(occult blood) があります。潜血も、肉眼では見えない検査上の便や尿の中の血液混入という意味で、語源は一緒です。「怖いですね〜、ホラーですね〜」(by 淀川長治)というフレーズを思い出します。

▼大腸内の「オカルト」

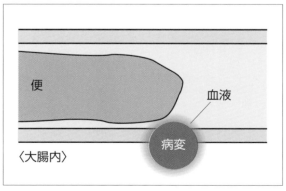

便や尿への、肉眼では見えない血液混入をoccult blood(潜血)といいます。

◆謎の現象「エクトプラズム」

　1990年代後半、個人的には霊能力者の宜保愛子さんのキャラがとても素敵でした。いまでは、心霊現象テーマのテレビ番組を深夜枠以外で見かけることは少なくなりました。かつてのオカルト全盛の時代、まだ幼稚園児だった筆者は、ラップ現象やポルターガイスト現象に恐れおののいていました。当時、よく耳にする難しい言葉がありました。「エクトプラズム (ectoplasm)」です。まず、見た目がショッキング。鼻や口から煙のようなモワモワが出まくっており、その中に人の顔や手足らしきパーツが見て取れます。四十過ぎのおじさんがいま見れば、「あっ、めちゃくちゃ低レベルの合成写真じゃん」とわかるのですが、こんなろくでもないものを真剣に研究していた生理学者がかつてのフランスにいました。シャルル・ロベール・リシェ (Charles Robert Richet) です。

> 女性の口から煙のような物質が出ています。おそらく合成でしょう。

> フランスの生理学者。エクトプラズム現象の命名者であることは、あまり知られていません。

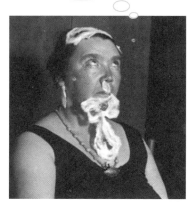

▲エクトプラズム

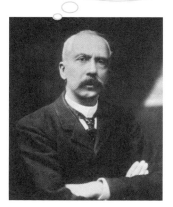

▲シャルル・ロベール・リシェ
（1850〜1935年）

凄腕の研究者だったリシェ博士は、心霊現象研究協会（SPR、1882年設立）といういかにも怪しい団体の会長を務めており、実はエクトプラズムという言葉の命名者でもあります。オカルトの話題になると熱心な「信奉者」と現象の存在を認めない「否定派」に分かれますが、彼のポジションはどっちだったのでしょうか？　各種の文献を読み解くと、文化人や医師、研究者の間で「心霊主義（スピリチュアリズム）」という概念が大流行していたそうです。もちろん批判的な態度を示す人々も多く、19世紀末という時代の節目で、当時の人々が精神的に混乱していたことが容易に想像できます。

◆「アレルギーの父」シャルル・リシェ

ちなみに、リシェは1902年にアナフィラキシーショックの病態を発見し、「アレルギーの父」と呼ばれた人物でもあります。その業績（アナフィラキシーの研究）から1913年にノーベル医学・生理学賞を受賞しています。もともとリシェは細菌学の研究、特に血清療法の研究が専門でした。ただ、当時の医学では、ある細菌に感染したヒトの血清が患者の治療にたまたま有効だったとしても、「血液中のどの成分が効いたのか」どころか、いまでは当たり前の「抗体（免疫グロブリン）」すら同定されておらず、大変な研究であったことが想像できます。

あるとき、ある研究オファーがリシェのもとに舞い込んできました。当時の地中海の沿岸部では、電気クラゲ（カツオノエボシ）の大量発生による海水浴客への被害が拡大していました。ときに死亡者まで発生しており、この事態を憂慮した沿岸国の1つモナコ公国の皇太子アルベール1世の支援により、クラゲの安全対策事業としてリシェらの研究が始まったのです。

▼カツオノエボシ

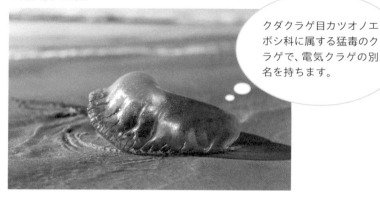

クダクラゲ目カツオノエボシ科に属する猛毒のクラゲで、電気クラゲの別名を持ちます。

　当初、リシェと共同研究者のポール・ポルティエ（Paul Portier）は、地中海で採取したクラゲを徹底的に研究し、触手から神経毒の一種ヒプノトキシンを発見しました。この毒素により神経が麻痺し動けなくなることから、ギリシャ神話の眠りの神ヒュプノス（Hypnos）にちなんで命名されました。この発見をきっかけに、リシェはもともとの研究テーマである抗体療法やいまでいうワクチン療法を、クラゲ毒を用いて行えないかと着想しました。つまり、クラゲ毒を宿主に繰り返し投与し、「クラゲに刺されても発症しない効果」もしくは「クラゲ毒による症状を軽減する効果」を期待して研究を開始したのです。

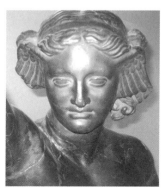

◀ヒュプノス　by shakko

◆ イソギンチャク毒素による動物実験 ～アナフィラキシー反応の発見～

まず、リシェはネプチューンと名づけられた犬を使って動物実験を行いました。クラゲやイソギンチャクから抽出した毒素をネプチューンに注射し、その1か月後に極少量(0.12cc/kg)の同じ毒素を再びネプチューンに与えました。「免疫により毒素による病気を免れるはず」と想定しましたが、実際は下痢や出血、呼吸困難、嘔吐などの激烈な症状が急激に発現し、さらに毒素を追加投与したところ(するなよ!)、重症化して25分以内にネプチューンは死んでしまいました。この実験結果をリシェは論文として発表し、ワクチンのような宿主への防御(prophylaxis)とは正反対(予想外)の効果が発現したことに対して、欠如(ana)という意味の接頭語をつけ、アナフィラキシー(anaphylaxis)と命名したのです。

当時、最新トピックスであった結核などの細菌学研究で、ヒトの健康に被害を生じる病原体(=毒)として細菌が相次いで検出されていました。しかし、それらがヒトの体内で補捉されるためには抗原提示細胞や抗体が必要ですが、そういったものの存在や働きはまだ知られておらず、アレルギーの概念も確立していませんでした。ネプチューンの実験結果から、リシェは「宿主の体外から侵入した物質(抗原、アレルゲン)だけでは病態は発症せず、侵入物質と結合し複合体となるなんらかの物質(抗体)が関与しているのではないか?」と考えていたのかもしれません。

石坂夫妻によるIgE発見が1966年(第3章12節 ➡ p.90)、クレメンス・フォン・ピルケ(Clemens Peter von Pirquet)によるアレルギー反応の命名が1906年であることから考えれば、机上の空論ではなく動物実験でアナフィラキシー反応を可視化する、という偉業を成し遂げたリシェが「アレルギーの父」と呼ばれているのは当然です。

　モナコの海のクラゲ対策から始まった一連の研究業績が称えられ、モナコ公国の2フラン記念切手が発行されました。記念切手にはモナコ公アルベール1世、リシェ、ポルティエの横顔が描かれていますが、犠牲になったネプチューンはどこにも描かれていません……。

▼モナコ公国の2フラン記念切手

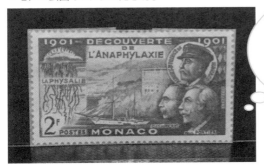

> 切手にはカツオノエボシとリシェ、ポルティエの横顔が描かれています。一番奥はモナコ公。

◆見えないものを「見える化」する

　リシェが活躍していた1900年代初頭は、感染症などの病態解明が進んでいませんでした。1876年にドイツ人のコッホが世界で初めて炭そ菌の存在を証明し、感染症の原因の1つとして初めて細菌が認識されるようになりました。ウイルスに至っては、1890年代に細菌をろ過したものにも病原性があることから存在が推測されていたものの、人類がその存在を見て、感じられるようになったのは、ずいぶんあとの時代です（1920年代の超遠心分離技術、1930年代の透過型電子顕微鏡の発展のあと）。つまり、当時の科学者たちは目に見えないものを相手に四苦八苦し、なんとかして見えるよう、触れるようにしてやろうという気持ちが強かったのでしょう。

　この考え方は現代にも通じます。新型コロナウイルス感染症がまさにそうです。2019年の流行当初は、原因も、発生源も、感染経路もわからないといった「わからないだらけ」の中で、患者がバタバタと倒れていきました。そして、全世界の感染症研究者が新型コロナウイルスの検出が可能な抗原検査やPCR検査を開発し、体内にウイルスがいるかどうかを「診る」ことができるようになりました。ヒトの目には見えないものを可視化すること（見える化）は日々の生活で健康を守るために有益な技術革新といえます。

　科学とは、人間の社会で生じる様々な現象を「可視化（見える化）する」学問です。当時のトップ科学者であったリシェからすれば、ヒトの身体や精神を支配するエクトプラズムが見えることは、大いなる感動だったのだろうと想像します。写真の中だけでなく、実験室で被検者の口や鼻からエクトプラズムを出す手法を日々研究していたことでしょう。

●参考資料

・デボラ・ブラム、鈴木恵訳、『幽霊を捕まえようとした科学者たち』、文藝春秋社、2007、p.262
・熊谷哲哉．光線としての言葉、あるいは可視化された世界：シュレーバーと自然科学と心霊学．文明構造論：京都大学大学院人間・環境学研究科現代文明論講座文明構造論分野論集．2005, 1: 23-46.
・下川伸子．食物アレルギーによるアナフィラキシー発症予防活動の展開様式に関する研究—アナフィラキシー看護試論．
・Richet C: Des effets prophylactiques de la thalassine et anaphylactiques de la congestine dans le virus des actiniés. CR Soc Biol. 1904; 56: 302.

体内ビール発生病とはなんぞや？

（著：鈴木）

◆お酒を飲んでいないのに飲酒運転で逮捕、そりゃあないよ！

　宴会シーズンの夜道を運転していると、急に脇からお巡りさんが登場。

「運転手さん、ちょっとすみません」

　怪訝（けげん）そうに窓から顔を出すと、飲酒運転の取り締まりだといいます。丁寧な態度の若いお巡りさんだったが、同意したとたん、

「じゃあ、袋に息を吹き込んでくれる？」

　と急にタメ口。

「ぷう～～～～」

　息を吹き込んだ袋を返すと、数十秒後にお巡りさんが血相を変えて運転手に、

「飲み会多いのわかるけど、“乗るなら飲むな”ですよ。はい、これ見て！」

　無理やりちぎったようなレシート状の紙を見せ付けられました。

「ひえ～呼気1リットルあたり0.23mgだって!?　一発免停じゃ～ん(;´д`)。お酒なんて一滴も飲んでないのに～。ヤバイヨ、ヤバイヨ～。なんで～!?」

5

まだまだある！　アレルギー界隈の豆知識

169

　これは、飲酒をしていないのにアルコール検知器で引っかかった不運なＤさんのエピソードです。彼を擁護するわけではありませんが、お酒を飲んでいなくても、呼気からアルコールが検出されることがあります。それどころか……体内で知らないうちにアルコールが発生してしまう奇病もあるのです。

▼呼気検査

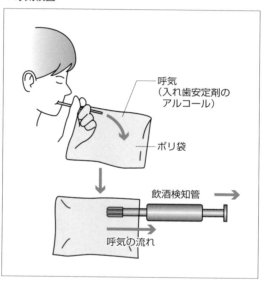

▼酒気帯び運転の基準値

酒気帯び運転における呼気 1リットル中アルコール濃度	行政処分の内容	
	点数	免許の処分
0.15mg 未満	なし	なし
0.15mg 以上〜0.25mg 未満	13点	免許停止 (停止期間90日)
0.25mg 以上	25点	免許取り消し (欠格期間2年)

◆ お酒を飲んでいなくても
飲酒運転の取り締まりで反応することはある？

答えはYES。例えば飲食物。有名なものならチョコレートボンボンやマロングラッセ、サヴァランのようなリキュール入りの洋菓子があります。和食でも、うなぎの付け合わせで有名な粕漬けや奈良漬け。また、沖縄名産のシマトーガラシ、サラダドレッシングなど。これらを大量に摂ると、呼気にアルコールが出ます。つまり、アルコールを飲んでいなくても「食べている」のです。このほか、薬の服用、喫煙、洗口剤（マウスウオッシュ）の使用や歯磨きなどのあとにも、アルコール検知器に反応する場合があります。車でデートのときは、アルコール不使用のものを選びましょう。

盲点として挙げられるのが、ノンアルコールビールなどの飲料です。名称などから、アルコール成分を含まないと思いがちですが……。国内の大手ビール会社ならば、抽出した麦芽エキスに糖類や香気成分などを加えて風味を調合する技術に長けており、その製品のアルコールはゼロ％だと信用してもいいでしょう。しかし海外製品では、一度醸造したビールからアルコールを取り除く方法を採っている商品もあるため、成分表示をよく見てから購入したほうがよいです。国産でも、大手以外のメーカーの製品は、保存料として微量のアルコールを含んでいる場合があるので要注意です。

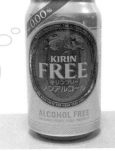

アルコールゼロの飲料でも、完全には安心できません。

by Mj-bird

間違っても飲酒運転をしてはいけません。それが原因で対人・対物事故を起こしてからでは遅いのです。後悔先に立たず、です。しかし、上述の飲食物をいっさいとらず、繊細な性格のＤさん。彼の体には秘密があったのです。

◆アルコールを摂取しなくても検知されるケース

Ｄさんのように、アルコールを含む飲食物その他を口にしていなくても、体調や体質によって体内にアルコールを産生し、アルコール検知器で反応しまうケースが存在します。例えば、①糖尿病患者、②腸からガスが出やすい人、③その他（知識不足≒誤食・誤飲）、などです。

①の「糖尿病患者」は、なぜアルコールが検知されてしまうのでしょうか？　広く使われているアルコール検知器には、電気化学式ガスセンサーと半導体式ガスセンサーの2種類があります。前者はアルコールを分解して生じる電流の強さを測るため高精度とされますが、後者の半導体式は数百度の温度でガスを加温・燃焼させ、発生する素子を検知しています。つまり、半導体式ガスセンサーでは、同じ温度帯で燃焼する可能性のある物質が呼気中に混ざっていれば、誤認識される可能性があるのです。糖尿病の治療薬の1つである**SGLT2**＊阻害薬は、尿細管でのブドウ糖の再吸収を抑制することで病態を改善する薬剤ですが、血糖値が正常値に是正されたあと、血中・尿中のケトン体（アセトン）が増加した状態（ケトーシス）になることが報告され、注意喚起されています。上述の半導体式ガスセンサーでは、アセトンも燃焼してガスが発生するため、アルコールが体内にあるかのように誤って判断されてしまうのです。半導体式では、義歯安定剤やキシリトール配合ガムでも同様に誤認識されることが知られています。

＊**SGLT2**　Sodium-glucose cotransporter 2 の略。

　皆さんは、身に覚えがないのにアルコールが検知されてしまったとき、怖い顔をしたお巡りさんを前にしてきちんと説明できるでしょうか？

◆ "体内ビール発生病"

　②の「腸からガスが出やすい人」とはなんぞや？　腸発酵症候群（英名 Auto-brewery syndrome から自動醸造症候群とも）のことです。Dさんはまさに腸発酵症候群でした。腸発酵症候群の歴史は意外に古く、1972年には初めての症例報告が日本からなされています。腸内発酵により、消化器系内部で急性アルコール中毒を引き起こし得る量のエタノールを生成してしまう健康状態のことです。まさに "体内ビール発生病" ともいえます。

　酵母の一種である出芽酵母（*Saccharomyces cerevisiae*）がこの状態を引き起こすことが知られています。つまり、酵母が腸内で糖をアルコールに変換してしまい、食事をするたびに腸内でビールが自家醸造されるのです。極端な食事制限や抗菌薬の使用による腸内環境の変化が根本的な原因と考えられていますが、食事のたびに急性アルコール中毒の状態に至るため生活するのが大変です。酔って皮膚が赤くなり、意識を失ったことでアナフィラキシーを疑われた――という重度の症例が、アレルギーの学会で報告されていました。腸発酵症候群を知らなければ医師は診断できません。ちなみに、この病気を治すために健康な人の糞便を腸内に移植する治療が試されているようです。

　③のその他については、①や②がない健常者でも気づかぬうちに
血中のアルコール濃度が上昇してしまう行為があります。それはア
ルコールが入っていることを知らずに当該の商品を摂取してしまう
ことです。具体的には、身近なところでチョコレートボンボンやマロ
ングラッセなどのリキュール入り洋菓子の摂取、一部の栄養ドリン
ク剤の飲用が挙げられます。微量とはいえ、マウスウォッシュ（洗口
液）にもアルコールが含まれるタイプがあり注意が必要です。

▼ビール醸造設備

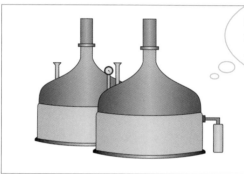

腸発酵症候群は、ビール醸
造設備が体内にあるような疾
患といえるかもしれません。

◆アルコールによるアレルギー疾患の増悪

　アルコールには、アレルギー疾患を誘発する可能性もあります。代
表的なものがアルコール誘発喘息です。正確にいえばアレルギーの
メカニズムではなく、アルコールによる過敏症が原因で既存の喘息
を悪化させてしまう病態です。筆者が診療している患者さんで、この
病態の人がいますが、もともとお酒好きであり、飲酒制限に非常に苦
戦しています。厳しく指導しても「舐めるだけならいいでしょ」、「調
理酒ならいいよね」と何度も繰り返し飲酒してしまい、その都度、発
作が出ています。なお、喘息の治療薬である吸入薬の中にはエタノー
ルが入っている場合もあるため、ここにも配慮が必要です。

また、アナフィラキシーはCo-factorと呼ばれる因子が加わると、発症したり症状が増悪したりすることが知られており、飲酒以外に運動や薬剤、月経、感冒、精神的ストレスが増強因子となり得ます。アレルギーは、誘因がわかっているケースであれば、それらをきちんと回避することが管理上必須となります。

◀吸入器

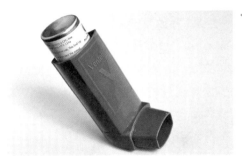

●参考資料
・一般社団法人日本アレルギー学会．アナフィラキシー ガイドライン
（https://anaphylaxis-guideline.jp/pdf/anaphylaxis_guideline.PDF）
・中川朋子，永井義夫，河津梢，清水紗智，福田尚志，石井聡，田中逸．SGLT2阻害薬服用中にアルコール検知器反応陽性を示した正常血糖ケトーシスの1例．糖尿病．2019．62巻9号，p.520-526.
・Iwata K: A Review of the Literature on Drunken Syndromes Due to Yeasts in the Gastrointestinal Tract. *University of Tokyo Press.* pp260-268, 1972.

23 アンドロイドはアナフィラキシーに なる(夢を見る)のか？

（著：鈴木）

◆ロボットの誕生

　「ロボット」という言葉を世界中に広めたSF小説として『われはロボット』（アイザック・アシモフ作）が有名ですが、史上初めて作品の中にロボットが登場したのはチェコの作家カレル・チャペックによる戯曲『ロボット (R.U.R.)』(1920年) です。つまり、いまではありふれた言葉であるロボットという単語や概念は、わずか100年ほど前に誕生したのです。皆さんにとって、ロボットは敵でしょうか、味方でしょうか。ロボットといっても、ドラえもんや鉄腕アトム、鉄人28号のように人類にとって有益な働きをするロボットもいれば、『ターミネーター』シリーズで主人公を執拗に追いまわす殺人ロボットまで様々です。

　前述の『ロボット (R.U.R.)』では、政府への反乱を起こした市民の集団を鎮圧するための武器として活用される様子が描かれ、物語の中で民族主義をまとった人殺しの道具とされています。作品中に、次のようなセリフが出てきます。

　「ロボットが死んで墓に入るまで永遠に
　他の工場のマークのついたロボットを憎むようにさ」
　「どこかのどなたさんかが椰子の実のような空っぽなおつむに、
　組織だの同胞愛とかを吹き込めばいいのさ」

（岩波文庫版〈千野栄一訳〉より）

　地球資源の最凶・最悪の略奪者でもある人類の冷酷さがよくわかる表現です。同書が発刊された1920年は2つの世界大戦に挟まれた「戦乱と混乱の世の中」でした。そういった世情がダークな世界観につながっているのでしょう。のちに日本の人気アニメ『機動戦士ガンダム』シリーズでは、敵味方に分かれた若者たちがモビルスーツという戦闘（という名の殺戮）ロボットを操縦して闘い、華々しく散っていく姿が描かれており、ロボットの最大の用途がキラーマシーンであることはSFの世界では必然なのかもしれません。

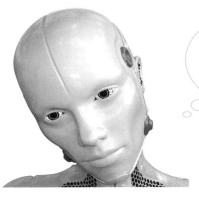

ロボットの語源はチェコ語の robota（意は「労働」）である。

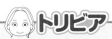

ときに見られる用語ミス

　気管支喘息は「きかんしぜんそく」が正しい読み方です。英語ではBronchial asthmaなので、ベタなローマ字読みならアズマもしくはアスマが相応しいでしょう。しかし、日本の病院では、かなりの看護師さんが喘息のことを「アストマ」と呼んでいます。

　もともとドイツ語からの転用が多かった臨床医学の用語が転じて、アストマ？なんていう俗説がありますが、Google翻訳の音声機能で聞いても筆者には"アースッマ"としか聞こえません。

　ちなみに医学生がよく間違えるのが喘鳴（ぜんめい）。ぜいめいと呼ぶ人が多くて、都度小姑のように手直しをしています。

◆ アンドロイドはどうか？

　一方、「アンドロイド」という単語が初めて使われたのは、フランスの作家ヴィリエ・ド・リラダンによる小説『未来のイヴ』(1886年)です。小説では女性をかたどった人造人間が描写されており、アンドロイドは「人(男性)もどき」という意味のギリシャ語の造語です(男性ホルモンでアンドロゲンってありますよね)。この分野の金字塔ともいえる『アンドロイドは電気羊の夢を見るか？』(フィリップ・K・ディック作、1968年)の映画化作品である『ブレードランナー』(リドリー・スコット監督、1982年)では、アンドロイドを意味する「レプリカント」という造語が用いられ、話題になりました。作中の姿(外観)はまさにヒトそのものですが、主人公が狙う敵方のアンドロイドは、その首に懸賞金がかかった冷酷な殺人鬼として描かれています。やはり、ここでも人殺しの道具なのです。

　1960〜70年代、産業用ロボットが「オートメーション」という名で自動車産業に多く導入され始め、電子機器やコンピューターが徐々にオフィスに入り始めました。利便性が高い一方で、米国人にとって家族の次に重要な仕事や会社、すなわちヒトによる労働力や生産性が人工知能や機械に取って代わられるのではないか、という恐怖心理が芽生え始めたのもこの頃でしょう。"ライジングサン"と称された日本企業の進出や、無表情にも見える日本人の表情の乏しさ、集団性も、米国人にとってアンドロイドと重なる部分があったのかもしれません。映画の中でたびたび出てくるネオンサインや選挙運動のようなアナウンスは、日本人である我々にも不安感を抱かせます。ここまで述べたように、なんとなく負のイメージが植え付けられたロボットやアンドロイド——そのイメージがガラッと変わったのは、1980年代以降ではないでしょうか？

アンドロイドという言葉の原意が示すように、従来はヒト型ロボット＝ヒューマノイドのイメージが強かったですが、パソコンの家庭への普及や種々の家庭用ゲーム機の登場により、それまでは"産業用"機械の一種として捉えられることの多かったIT技術が、人々により身近な商品となり、ヒトの知的活動や創作活動を支援してくれる便利な"第二の頭脳"や"右腕"として広く普及することになりました。1950年代に最初のブームとなり、一度下火になった人工知能（AI）の第二次ブームもこの頃でした。筆者が憧れた人工知能搭載の喋るクルマ「ナイト2000」が出てくる米国のテレビドラマシリーズ『ナイトライダー』でも、AIを活用した自動運転技術が大いに描かれていました。40年前の自分に会えたら言ってあげたい。実現はもうすぐだよ、と。

映画『ブレードランナー』の舞台は2019年のロサンゼルスである（つまり過去になってしまった）。

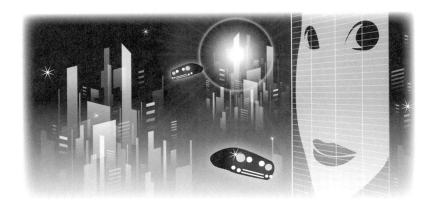

◆AIはヒトの魂となり、ヒトのように病気になるのか？

　家庭にパソコンが普及するに伴い、同時に広がったのがコンピューターウイルスやマルウェア（「トロイの木馬」など）といった悪意あるプログラムによるインターネット・セキュリティへの脅威でした。まさにコンピューターの病気です。医学部の学生として寄生虫や感染症の勉強をし始めた筆者にとって、パソコンもウイルスに感染して病気になり、しまいには壊れて動かなくなってしまう——というのは衝撃的な事実でした。しかも、ユーザーの個人情報まで盗み出され、コンピューターの生みの親である人類に被害をもたらす一種のテロ行為さえ引き起こす可能性があるなんて……。コンピューターウイルスはヒトが悪意で開発した有害プログラムであり、人為的にばらまかれたり特定の個人に送り付けられたりすることで、様々な不利益が生じます。しかし、やられてばかりではなかった。ヒトの世界でいう「抗生物質」や「ワクチン」のようなセキュリティソフトが次々に開発されるようになりました。USBメモリーをパソコンに差したときに行われるスキャンは、まさに病原ウイルスの抗原検査やCTスキャンのようです。一方で、セキュリティソフトをインストールしたことでパソコンの動作速度が遅くなったという経験がある人も少なくないでしょう。それはまさに「薬の副作用」そのものではないでしょうか。つまり、ヒトの医療と同じ事象がコンピューターやロボットにも生じ得るのです。

　上述のような仮想空間や記憶媒体上での「感染症」をリアルなヒトへの感染症とリンクさせ、のちに世界に通じるようになった和ホラーの先駆けが、白装束の貞子でおなじみ『リング』シリーズです（第1章2節➡p.17）。貞子の呪いは、呪った相手の体、ときには遺伝子にまで影響を及ぼし、連鎖的に人を殺めていきます。

　メディアミックスを成功させたSFエンターテインメントというだけでなく、原作小説では先天性疾患を持つ者への差別（ダイバーシティの欠如）や、他人にはない特殊能力を持った人物の排除（同調圧力、現代の魔女狩り）など、医療にまつわる倫理を学ぶ書としても20世紀後半の最高傑作だと筆者は考えています。貞子が這いずり出てくるテレビは、貞子が落とされた井戸の続きであり、私たちはテレビを通じて世の中の「闇」を見ていることになります。貞子の井戸は物理的にも、精神的にも、深すぎる——。

◆ 人工生命体もアレルギーになるのか？

　イヌやウマだってアレルギーになります。人工生命体とはいえ、生命活動を行うものは例外なくアレルギーになるのではないでしょうか？　実際には病原微生物ではありませんが、悪意を持ったプログラム（ウイルスやマルウェア）により一時的または半永久的に機能が蝕まれていく事象や、それを素早く察知して排除しようとする防衛反応は、人体における免疫システムと同様、「宿主にとって有益な自己」vs「不利益な異物（悪意のある相手）」のせめぎ合いです。ややSF的な見解になりますが、筆者は、ヒトのアレルギーに相当する出来事も近い将来、コンピューターやアンドロイドにおいても生じ得るのではないかと考えています。具体的には以下に述べるケースです。

その1：現実社会で起きている自然現象（気象など）およびユーザーたる患者の症状が、メタバース上で反映されて発症するケース

　ユーザーの属性により、オンラインと現実社会のいずれにおいてもアレルギーが発症する。例えば、牛乳アレルギーの持病のあるアバターに他のユーザーがチーズ（アイテム）をあげたら、アナフィラキシーになる——。

　アバターの医師と患者の間でオンライン診療を行う時代になれば、このような患者の身代わりシステムはとても有益であると考えます。

その2：メタバース上で、ユーザーの分身（アバター）がアレルギーを発症するケース

　悪意のある人物ないしは既存のコンピューターウイルスの影響で、メタバース（仮想空間）上で活動するアバターの動きがおかしくなる。例えば咳をしたり、くしゃみをしたり、皮膚をかきむしるといった行為を繰り返し、正常な活動が困難になる——。
　一定レベル以上のエンジニアリング能力を有するハッカーが、このようなプログラムを書き込むことは実際に可能です。

その3：コンピューターロボットが、自身に備え付けのセンサーが検知した環境中の花粉その他アレルゲンの飛散量などに応じて、アレルギー症状を呈するように設計されているケース

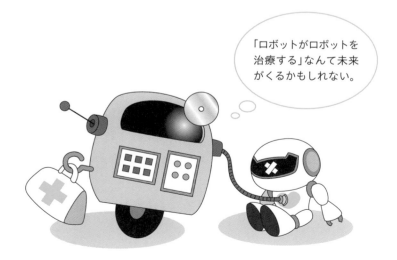

「ロボットがロボットを治療する」なんて未来がくるかもしれない。

　ヒトが感知するよりも早く身近なロボットがアレルゲンの大量飛散の兆候を検知し、それをくしゃみなどロボットの症状として表現してくれたら、とってもわかりやすいですよね。まだまだ非現実的な空想ではあるが、相棒のロボットが「今日は花粉が多くてお互いつらいね」なんて話しかけてきたら、なんだか愛着が湧きそうだ——。

　また、空想しすぎかもしれませんが、人工生命体の「栄養」源である食物（＝電気）の供給を受けることで「食物」アレルギーが発症する、といった設計者・製造者が予想しえない異常な動作が生じたら大変興味深いですね。
　飼い犬は飼い主の気を惹きたくて、飼い主の笑顔と同じような顔の表情、特に「目」や「口」をシャドーイングするといいます。一方で、毎日生活を共にしていると、飼い主も自身に似た、なじみのものを好む傾向となる「類似性の法則」が生じるため、飼い主とペットは次第に似てくる、ということが、いまでは科学的にも証明されつつあります。一家に1台、いえ1人に1体ずつアンドロイドが配置されると、ご主人様のアレルギーがアンドロイドにも反映するようになるのかもしれません。お掃除ロボットがハウスダストアレルギーを発症し、「今日は鼻がむず痒くて作業ができません」なんていう時代も、すぐそこかもしれないですね。

●参考資料
・カレル・チャペック著作、千野栄一訳『ロボット（R.U.R.）』岩波文庫、1989 年

5

まだまだある！　アレルギー界隈の豆知識

MEMO

おわりに

あなたにとってのヒーローは誰でしょうか？

今年、庵野監督による再定義がなされた映画『シン・ウルトラマン』。いま、おじさんとなっている世代の多くは、地球の侵略を狙う外敵に対して身を挺した銀色の巨大宇宙人に憧れを抱きました。日本中を沸かせたカタールW杯における日本代表の戦いぶり。誰もが勇気をもらったはずです。個人的にはハリソン・フォードが考古学者を演じる映画『インディー・ジョーンズ』が大好きでした。いまでも探検・冒険する人々には尊敬の念を抱きます。共著者の一人能條眞医師にとってのヒーローは本書内で明らかにされているとおり、病院で診療してくれたアレルギー専門医たちでした。

ヨーロッパの伝統的強豪サッカーチームや凶悪な怪獣と戦っていなくても、自分のことを見守ってくれる存在、学校のことや困っていることまで相談できるアニキ（オヤジ）的存在だった医師たちは、彼自身を医の道、しかもアレルギー専門医を目指す道に導きました。

医療の本質は検査や薬ではなく、対話と信頼だと思います。患者さんによっては、「忙しいので処方箋だけください」なんて言う人もおられることでしょう。しかし、まだ平癒できる薬剤がないアレルギーの領域では、患者さんの生活状況を知り、誤っている点を指摘し、それらをときには厳しく指導することが頻繁に求められます。

　接遇重視という考え方によって、現代の医師は患者さんを叱ることはタブーとされるようになりました。しかし、親は子を叱ります。妻は夫を諭します。教師は生徒を厳しく指導します。いずれも「愛」があるからだと思います。愛情を持って患者さんに接し、間違っていることは間違いと患者さんに言える関係を構築する姿勢や能力が、医療従事者には求められています。

　医師や看護師は患者さんにずっと寄り添うことはできません。アレルギーという敵と戦うのは常に患者さんやその家族です。正しい知識と経験が無ければ負けてしまいます。
　最強の敵ゼットンの猛攻でウルトラマンが倒されたあと、最後に地球を救ったのはウルトラマンに守られてきた科学捜査隊（地球人）でした。ヒーローが示した敵の弱点に気づき、それを粉砕する武器を手にしたことが勝因です。

　アレルギーで困っている患者さんと共に歩む、ピンチのときに自己解決できる能力や手法を授ける、皆様がそんな患者さんにとってのヒーローになるための第一歩として本書を活用していただけたなら幸いです。

　A hero is an ordinary individual who finds the strength to persevere and endure in spite of overwhelming obstacles.
　ヒーローとは乗り越えなければいけない困難に対してひるまず、絶えぬくことができる普通の人々のことである。

クリストファー・リーヴ（元スーパーマン役の俳優）

鈴木慎太郎

索引

●**アルファベット**

●編著者紹介

●著者
鈴木　慎太郎（すずきしんたろう）
昭和大学医学部内科学講座呼吸器・アレルギー内科学部門准教授・診療科長補佐
東京都出身。昭和大学医学部卒業。医学博士。横浜市立みなと赤十字病院アレルギー
センター、あそか病院などでアレルギー診療に従事。スウェーデン王国イェテボリ大
学で動物アレルギーの研究を行い、帰国後は昭和大学病院呼吸器・アレルギー内科で
アレルギー専門外来を担当している。
趣味：乗り物操縦（二輪♡）、歴史探訪、民俗学研究、ゾンビ映画研究

能條　眞（のうじょうまこと）
昭和大学医学部内科学講座呼吸器・アレルギー内科学部門助教
国立相模原病院の目の前で生まれ、国立小児病院二宮分院に6歳まで重度のアレル
ギーで入院生活。飯倉教授や海老澤先生をはじめ多くの大先生／看護師にお世話にな
りつつ、幼少期からアレルギー教育を受け続け、アレルギーの撲滅を胸に医師を目指
し始めた。2016年横浜市立大学医学部卒業。東京ベイ浦安市川医療センター、横浜
みなと赤十字病院などで内科診療に従事。後期研修終了後からアレルギー診療に邁進
すべく、昭和大学病院呼吸器・アレルギー内科の鈴木先生の下でアレルギー専門外来
を担当している。
趣味：グルメ旅行(4輪)、減感作療法。
将来の目標：ケーキを食べる、アレルギーの撲滅

●編著者
雑賀　智也（さいかともや）
メディカルライターズネット代表、千葉大学医学部付属病院患者支援部客員研究員
メディカルライター・薬剤師、東京大学大学院医学系研究科公共健康医学専攻
（MPH）。
著書に『図解入門 よくわかる公衆衛生学の基本としくみ』『薬局の現場ですぐに役立
つ 速習薬局の薬理学』（いずれの秀和システム刊）、『大腸がん最新標準治療とセカンド
オピニオン』（ロゼッタストーン）などがある。
趣味：ピアノ演奏
将来の目標：海外留学

●本文イラスト
あやぞう
　イラストレーターあやぞう絵日記 "シモブクレ　シェルブプレ"
　https://ameblo.jp/shimobukure/
株式会社beer
　Facebook: https://www.facebook.com/beerbeer2

●本文図版
タナカ　ヒデノリ

教科書には書いていない！
アレルギーのひ・み・つ

発行日　2023年 1月10日	第1版第1刷

著　者　鈴木慎太郎／能條眞
編　集　雑賀智也

発行者　斉藤　和邦
発行所　株式会社　秀和システム
　　　　〒135-0016
　　　　東京都江東区東陽2-4-2　新宮ビル2F
　　　　Tel 03-6264-3105（販売）Fax 03-6264-3094
印刷所　三松堂印刷株式会社　　Printed in Japan

ISBN978-4-7980-6760-5 C3047